KAIST 장영 박사의 건강코칭 가이드
건강을 살리는 인체 시스템의 비밀 1

KAIST 장영 박사의 건강코칭 가이드

건강을 살리는 인체 시스템의 비밀

1

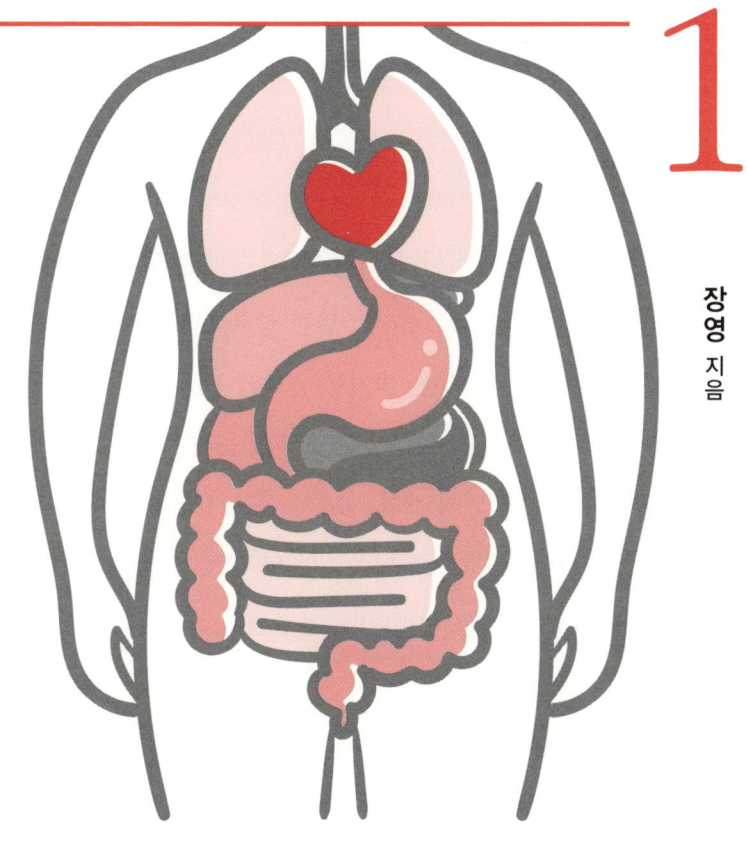

장영 지음

전나무숲

프롤로그

내 몸과 내 가정은 내가 지킨다

인간은 행복하기를 원한다. 행복하게 삶을 이어가기 위해서는 돈, 친구, 건강이 반드시 있어야 한다. 그중 제일 중요한 것은 건강이다. 건강을 잃으면 모든 것이 무너진다. 젊고 건강할 때는 건강의 중요성을 모른다. 아프거나 병약해지면 그제야 건강의 중요성이 절실하게 와 닿는다.

"돈을 잃으면 조금 잃는 것이고, 명예를 잃으면 많이 잃는 것이며, 건강을 잃으면 전부 잃는 것"이라는 비스마르크의 말을 근거로 내세우지 않더라도, 건강이 우리 삶을 결정할 만큼 중요하다는 말은 누구나 체감할 것이다. 그렇다면 여러분은 이처럼 중요한 건강을 유지하기 위해 지금 무엇을 하고 있는가? 무엇을 준비하고 있는가? 돈 때문에, 일 때문에, 시간이 없어서 등등의 핑계를 대면서 건강에 신경을 덜 쓰고 있지는 않은가? 현명하고 지혜로운 사람은 인생에서 중요하지만 급하지 않은 일을 최우선으로 준비하고 대비한다. 건강관리, 노후 대비가 바로 그런 일이다.

부모님 간병을 10년 이상 해오면서, 개인에게 건강이란 단지 나만의 문제가 아님을 뼈저리게 깨달았다. 내가 아프면 온 가족이 고통을 받는다. 어쩌면 독자 중에는 부모나 가족을 간병하느라 고통 속에 힘든 나날을 보내고 있는 분도 있겠다.

　사람은 누구나 죽는다. 늙어서 병들어 고생하면서 죽는다. 보통 죽음을 앞두고 여덟 번 수술하고 죽는다고 한다. 호흡이 힘들어 목에 구멍을 뚫고, 음식을 못 먹어서 위에 구멍을 뚫어 연명하고, 움직이지 못해 욕창으로 수술을 대여섯 번 하고 죽는다고 하지 않는가. 평생 모든 재산을 병원비로 탕진하고 죽는 게 요즘의 풍토다. 노년이 되면 돈도 명예도 학식도 다 필요 없다. 모든 것을 다 갖고도 건강을 잃으면 인생이 나락으로 떨어지고 가족들에게 민폐를 끼치는 천덕꾸러기가 된다.

　고등학교 친구인데, 명예퇴직을 했다. 여기저기 본인 건강도 안 좋은데 90세 노모를 일주일에 서너 번씩 이 병원 저 병원 모시고 다닌단다. 하루는 병원 대기실에 앉아 있는데 자신의 처지가 너무 서러워서 눈물이 났다고 한다. 자기도 몸이 힘들어 죽겠는데 아픈 노모를 봉양한다고 병원을 왔다 갔다 하니 본인 신세가 참으로 처량하게 느껴졌다고 한다. 얼마나 삶이 힘들고 고달팠으면 그랬을까? 겪어보지 않으면 모른다, 그 서글픔을.

　앞으로는 120세 시대, 150세 시대가 온다. 수명이 점점 늘어나고 있다. 지금은 기대수명이 80대 중반 정도이나 건강수명은 70대 중반이다.

즉 혼자 힘으로 누구의 도움도 받지 않고 건강을 유지하며 살아갈 수 있는 나이가 70대 중반까지다. 그런데 건강수명은 기대수명이 느는 만큼 늘지 않고 있다. 병원에 입원하거나 요양병원 침대에 누워서 죽을 때까지 오래 산다는 것이다. 그래서 그냥 오래 사는 게 중요한 게 아니라 건강하게 오래 사는 게 중요하다. 건강이 무너지면 모든 것이 무너진다.

건강수명을 늘려야 한다. 그러려면 약으로 기대수명을 늘리는 것보다 건강하게 오래 살 수 있도록 건강수명 관리에 더 힘써야 한다. 무엇보다 지금의 치료 중심, 약물 중심, 병원 중심의 해법으로는 한계가 있고, 앞으로는 바른 식습관과 생활습관을 안내하고 교육하는 커뮤니티 중심, 예방 중심, 건강코칭 중심으로 건강 해법이 변화되어야 한다.

미리부터 건강법에 대해 배우고 건강관리를 해나가야 건강수명을 늘릴 수 있고 건강한 인생, 행복한 인생을 살 수 있다. 나이 들어 병원비로 재산을 탕진하고 비참하게 죽지 않으려면 미리미리 건강법을 공부해야 한다. 혼자서는 못 하기에 옆에서 올바로 건강코칭을 해주는 전문가가 있어야 한다.

120세 시대에는 건강코칭을 해줄 수 있는 전문가들이 많이 양성되어야 할 것이다. 지금 필자가 하는 일이 바로 그런 일이다. 의사나 병원에서 할 수 없는 일, 정부에서 할 수 없는 일, 그렇지만 누군가는 건강한 국가와 사회를 만들기 위해서는 해야 하는 일. 그것이 건강코칭으로, 사람들이 건강한 삶을 살 수 있도록 돕는 일이다.

건강은 건강할 때 지킬 수 있다. 건강을 잃고 병원을 전전하게 되면 그때는 이미 늦다. 마음이 조급해져서 의사만 바라보고 약만 충실히 복용하게 된다. 약을 한 번이라도 빼 먹으면 당장 죽을 것처럼 겁을 먹고 밥보다 더 잘 챙겨먹으려고 하는 것은 약의 기전을 제대로 몰라서 약에 의존하는 것이다.

많은 사람이 몸이 아프면 병원 가서 진찰을 받고 약을 먹거나 수술을 한다. 그렇다고 병이 낫던가? 건강이 눈에 띄게 좋아지던가? 몸이 아프면 병원을 가는데, 해가 갈수록 암 환자들이 늘어나고 고혈압·당뇨병 환자들이 점점 더 늘고, 비만 환자는 또 어떤가? 주변에 들도 보도 못한 질병을 앓고 있는 사람은 또 얼마나 많은가. 암, 고혈압, 당뇨병, 고지혈증, 관절염 등의 만성질환은 약으로는 낫지 않는다는 것이 이미 자명해지지 않았는가.

필자 또한 고혈압에 부정맥에 눈핏줄 터짐에 여러 질병으로 병원을 전전하다가 병원에서 치료받지 못해 좌절하게 되면서 현대의학의 한계를 깨닫게 되었다. 내 병은 내가 고치지 않으면 죽겠다는 생각이 들었다. 그래서 건강에 대한 책과 강의를 집중적으로 듣고 공부하면서 건강 원리를 터득하게 되었다. 그 건강 원리를 적용해보니 내가 20여 년 동안 앓아 왔던 지병을 3개월 만에 고치게 되었다. 아직도 의사들은 혈압이 높은 사람, 특히 필자처럼 대학생 때부터 혈압이 높은 사람들을 보면 부모의 고혈압 여부를 물어보고 대부분 본태성 고혈압이라고 진단한다. 본태성 고혈압이라는 말은 본래 태어나기를 고혈압 환자로 태어나서 평생 못 고친다는 의미로 지어진 병명이다. 유전이라 어쩔 수 없다며 혈압강하제만 처방할 뿐이다.

의사들의 말대로라면 필자는 지금도 혈압이 높아야 한다. 하지만 대학생 때 95~155 안팎이던 혈압이 40여 년이 지난 지금은 73~127 안팎으로 안정적인 수치를 유지하고 있다. 고혈압, 부정맥, 눈핏줄 터짐 등의 병증도 없다. 20년이 넘도록 말이다. 그동안 약을 먹어 왔냐고? 천만에 만만에다. 약은 일절 먹지 않는다. 음식과 영양제, 약간의 운동 등 생활습관 교정만으로 건강을 유지하고 있다.

그러한 경험을 통해, 주위에 아픈 사람들에게 건강정보를 나누고 조언해주다 보니 본의 아니게 건강코치가 되었다. 졸저 《시크릿! 건강 핸드북》을 써서 건강법을 알리다 보니 건강법을 좀 더 전문적으로 배우고 싶어 하는 분들이 생겨서 건강 문진하는 방법과 영양요법을 포함한 자연요법을 가르치게 되었다. 2010년부터는 '오픈건강교실 10주 과정'과 '건강코칭 교실 10주 과정'을 강의해 왔다. 1년 365일 매주 1회 금요일과 토요일 저녁 90분씩 강의하는데, 현재 두 과정 모두 58기가 배출되었다. 수료증도 준다. 코로나19 이후로는 줌(Zoom)으로 강의하는데, 기수마다 300~400명씩 수강한다. 앞으로 더 늘어날 것으로 본다. 강의 내용이 바로 이 책에 실린 내용이다. 이 책이 곧 강의 교재인 셈이다.

누군가의 건강을 조언하려면 우리 몸의 오장육부 구조와 기능 정도는 알아야 한다. 단편적으로가 아니라 오장육부가 어떻게 유기적으로 영향을 주고받는지를 알아야 한다. 수술할 전문가가 아니라면 해부학적으로 깊이 알 필요는 없지만, 그래도 건강코치를 잘하려면 오장육부의 기능과 역할을 아는 정도는 되어야 한다. 그래야 약의 기전을 이해할 수 있고, 몸에서 나타나는 증상과 반응의 원인을 알고 대처할 수 있기 때문이다.

그런데 인체의 오장육부에 대해 공부하려면 막상 공부할 만한 책이 없다. 대부분의 책들은 전문가들이 쓴 것이라서 어떤 한 장기에 대해 깊게 썼거나 해부학적으로 설명한 것이거나 대학교재용이 대부분이다. 이런 책들은 의료 분야 종사자들을 위한 책이다. 일반인이 읽고 이해하기에는 쉽지 않다.

그래서 이 책은 일반적인 건강법이나 자연의학, 대체의학, 영양요법 등을 공부하는 분들을 위해 썼다. 오장육부를 개별 장기가 아니라 인체 통합적 측면에서 설명하고자 했고, 개별 장기에서 중점적으로 건강을 체크해봐야 할 사항들도 정리해놓았다. 의사의 관점이 아닌 자연의학자의 관점에서 서술한 것이다. 자신의 몸을 이해하고 누군가를 건강코칭해주기 위해 알아야 하는 정도까지는 설명해놓았다. 그 수위를 조절하는 데 고심을 했지만, 현장에서 건강문진이나 자문을 해본 분들은 큰 도움이 될 것으로 생각한다.

처음에는 용어가 낯설어 어려울 수 있으나, 가급적 쉽게 원리를 써놓았으니 두세 번 읽으면 누구나 이해할 수 있을 것이다. 20대부터 70대까지 강의를 하고 가르쳤을 때 대부분 이해하는 데 무리가 없었으니 독자들도 용기 내어 완독해보시기 바란다. 부디 잘 습득하셔서 본인은 물론 가족의 건강까지, 더 나아가 친구나 이웃의 건강도 챙길 수 있는 여러분이 되면 더 큰 보람이 없겠다.

모두 건강하시고, 행복하시고, 하시는 일에 큰 성취와 보람 있으시길 기원한다.

_서래마을에서 **장영**

차 례

프롤로그_ 내 몸과 내 가정은 내가 지킨다　4

1강 _ 우리 몸의 기초, 혈액과 혈관

원활한 혈액 순환이 건강의 척도　18
혈액 속엔 무엇이 있을까?　21
혈액은 어디서 어떻게 만들어지나?　28
혈액이 건강하지 않을 때 생기는 일들　32
　혈액의 건강 상태를 나타내는 주요 지표　35
　add INFO 콜레스테롤 수치의 진실　36
혈관은 무엇이며 어떤 역할을 할까?　40
혈관이 건강하지 않을 때 생기는 일들　44
　add INFO 혈관이 막히는 3가지 이유　46
혈액과 혈관 건강은 이렇게 개선하자　49
림프관과 림프절이 하는 일　51

2강 _ 우리 몸의 뿌리, 위와 장

위와 장은 에너지 공급원　56
위와 장이 망가지면 몸은 어떻게 변화할까?　58

음식 섭취부터 소화까지, 어떤 기관들이 관여할까? 63

위가 건강하지 않을 때 생기는 일들 67

    위장의 건강 상태를 나타내는 주요 지표 69

위 건강은 이렇게 개선하자 70

소장은 어떤 일을 할까? 74

    소장의 건강 상태를 나타내는 주요 지표 78

소장이 건강하지 않을 때 생기는 일들 79

소장 건강은 이렇게 개선하자 81

대장은 어떤 일을 할까? 84

    `add INFO` 마이크로바이옴이 더해진 차세대 유산균 87

대장이 건강하지 않을 때 생기는 일들 89

    대장의 건강 상태를 나타내는 주요 지표 93

대장 건강은 이렇게 개선하자 94

    `add INFO` 숙변을 제거하는 방법 96

췌장은 어떤 일을 할까? 98

췌장이 건강하지 않을 때 생기는 일들 100

    췌장의 건강 상태를 나타내는 주요 지표 102

췌장 건강은 이렇게 개선하자 103

3강 _ 우리 몸의 중심, 간과 신장

해독 기능으로 혈액을 깨끗이 관리한다　108
간이 인체의 화학공장인 이유?　110
간이 건강하지 않을 때 생기는 일들　116
　간의 건강 상태를 나타내는 주요 지표　117
간 건강은 이렇게 개선하자　118
담낭은 어떤 기관일까? 담석은 왜 생길까?　120
담낭이 건강하지 않을 때 생기는 일들　124
　담낭의 건강 상태를 나타내는 주요 지표　127
담낭 건강은 이렇게 개선하자　128
신장은 우리 몸에서 어떤 일을 할까?　131
신장이 건강하지 않을 때 생기는 일들　136
　신장의 건강 상태를 나타내는 주요 지표　140
신장 건강은 이렇게 개선하자　141
방광은 배설기관이자 소화기관　145
몸의 순환 시스템을 알아야 병을 고칠 수 있다　149
　add INFO 야식은 간과 췌장에 큰 부담을 주는 가장 빠른 길　154

4강 _ 우리 몸의 엔진, 심장과 폐

심장과 폐는 긴밀히 협력하며 생명을 유지한다　158
심장은 어떻게 생명 유지에 기여할까?　160
심혈관이 건강하지 않을 때 생기는 일들　164
　심장의 건강 상태를 나타내는 주요 지표　167
심혈관 건강은 이렇게 개선하자　168

add INFO 고혈압과 고지혈증, 치료제의 진실   171
폐는 어떻게 우리 몸에 산소를 공급할까?   177
폐가 건강하지 않을 때 생기는 일들   182
    폐의 건강 상태를 나타내는 주요 지표   186
폐 건강은 이렇게 개선하자   187
    add INFO 대표적인 호흡기 질환, 감기   191

5강 _ 우리 몸의 관제탑, 뇌·눈·귀

신경계와 감각 기능을 담당, 삶의 질을 좌우한다   196
뇌는 어떻게 생겼으며, 어떤 일을 할까?   197
뇌가 건강하지 않을 때 생기는 일들   200
    뇌의 건강 상태를 나타내는 주요 지표   205
뇌 건강은 이렇게 개선하자   206
눈은 어떻게 사물을 볼까?   209
눈이 건강하지 않을 때 생기는 일들   212
    눈의 건강 상태를 나타내는 주요 지표   217
눈 건강은 이렇게 개선하자   218
귀는 어떻게 소리를 들을까?   222
귀가 건강하지 않을 때 생기는 일들   225
    귀의 건강 상태를 나타내는 주요 지표   229
귀 건강은 이렇게 개선하자   230

에필로그   232
감사의글   236
참고 자료&문헌   238

● KAIST 장영 박사의 건강코칭 가이드 《건강을 살리는 인체 시스템의 비밀 2》의 차례를 간략히 소개하니 참고하십시오.

6강 _ 우리 몸의 기둥, 뼈와 척추

평생 삶의 활기를 책임진다
뼈는 어떻게 생기고, 어떤 일을 할까?
뼈가 건강하지 않을 때 생기는 일들
뼈 건강은 이렇게 개선하자
척추디스크는 도대체 어떤 질병일까?
척추 건강은 이렇게 개선하자

7강 _ 우리 몸의 지휘자, 호르몬

우리 몸이 항상성을 유지할 수 있는 이유
내분비계란 무엇이며, 호르몬은 어떤 일을 할까?
뇌와 장, 그리고 호르몬의 밀접한 관계
환경호르몬을 피해야 하는 이유

8강 _ 우리 몸의 방어군, 피부와 면역세포

깐깐하게 신체를 보호하는 기관들
피부는 어떻게 우리 몸을 보호할까?
피부가 건강하지 않을 때 생기는 일들
피부 건강은 이렇게 개선하자
면역세포는 어떻게 우리 몸을 지킬까?

면역체계에 문제가 있을 때 생기는 일들
면역력은 이렇게 강화하자

9강 _ 우리 몸의 정체성, 생식기관

생명의 탄생과 건강한 삶을 위한 조건
여성 생식기관은 어떤 일을 할까?
여성 생식기관이 건강하지 않을 때 생기는 일들
여성의 유방은 어떤 일을 할까?
유방이 건강하지 않을 때 생기는 일들
여성 생식기관 건강은 이렇게 개선하자
남성 생식기관은 어떤 일을 할까?
전립선이 건강하지 않을 때 생기는 일들
남성 생식기관 건강은 이렇게 개선하자

10강 _ 우리 몸의 먹이, 영양소(비타민·미네랄·단백질)

에너지 대사와 혈액을 살리는 필수 영양소
천연비타민과 합성비타민, 제대로 알고 선택하자
오장육부를 살리는 대표 영양소
비타민을 꼭 챙겨야 하는 이유
미네랄을 꼭 챙겨야 하는 이유
단백질과 아미노산을 꼭 챙겨야 하는 이유

1강
우리 몸의 기초, 혈액과 혈관

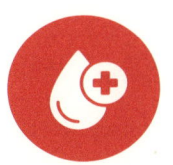

우리 몸은 30조 개의 세포로 구성되어 있다. 그 세포들이 모여 조직이 되고 오장육부를 형성한다. 이러한 세포들은 끊임없이 교체되고 재생되면서 생명력을 이어간다. 이렇게 세포가 새살갈이를 할 수 있도록 돕는 물질이 바로 혈액이다. 모든 질병은 혈액이 오염되고 혈관이 막혀서 생긴다. 따라서 혈액과 혈관의 특성을 이해하면 질병을 이해하고 예방하고 치료할 수 있다.

원활한 혈액 순환이 건강의 척도

우리는 왜 병에 걸리며, 어떻게 해야 회복되는 걸까? 인체를 바라보는 시각과 치료에 대한 접근 방식에 따라 질병에 대한 해석도 치료 방법도 달라질 것이다. 어떤 시각으로 보느냐에 따라 살기도 하고 죽기도 하기에 인체의 기능과 작동 원리를 크게 봐야 한다.

우리 몸에 병이 생기는 원리를 가장 쉽게 설명해줄 수 있는 것이 시냇물이다. 시냇물은 '끊임없이 흐른다'. 물이 끊임없이 흐른다는 것은 새로운 물이 계속 유입되고 나가는 것을 뜻한다. 이 과정이 정상적으로 이루어질 때 그 시냇물에는 물고기도 살고 풀과 이끼도 풍성히 자랄 뿐만 아니라 어느 한군데에 물이 고여 썩더라도 자체적으로 정화를 할 수 있다. 그런데 어느 순간 물이 더 이상 순환하지 않고 정체하면 그때부터 물이 전체적으로 썩기 시작해 산소가 줄어들고 물고기도 죽게 된다. 결국 건강한 시냇물의 비결은 '순환'인 것이다.

인체의 건강 역시 '순환'이 비결이다. 구체적으로는 '혈액과 림프의 순환'이다. 사실 인체에는 엄청난 에너지로 혈액과 림프가 순환하고 있다. 심장에서 출발한 혈액이 12만km에 달하는 엄청난 길이의 혈관을 모두 돌아서 오는 시간은 고작해야 20초다. 이는 우리 몸이 순환을 위해 엄청난 에너지를 쓰고 있다는 것을 의미한다. 이렇게 혈액이 순환하는 이유는 인체의 가장 기본적 구성단위인 세포에 산소와 영양분을 공급하기 위해서다. 인간이 숨을 쉬지 못하면 사망하듯이 세포는 혈액 순환이 안 되면 산소와 영양분을 공급받지 못해 사멸하고 만다.

물질을 구성하는 단위가 원자라면, 사람 몸을 구성하는 최소 단위는 세포다. 우리 몸은 30조 개의 세포로 구성되어 있으며, 그 세포들이 끊임없이 새로운 세포로 교체되면서 생명력을 이어간다. 이렇게 새살갈이를 할 수 있는 것은 혈액으로부터 양질의 산소와 영양분을 공급받기 때문이다. 30조 개의 세포는 각기 수명주기가 있어 일정한 수명이 다하면 다시 교체되어 임무를 수행한다. 이 세포들이 모여서 눈도 만들고, 코도 만들고, 입도 만들고, 오장육부도 만든다. 따라서 세포가 건강하면 우리 몸도 건강하고, 세포가 병들면 우리 몸도 병들게 되는 것이다.

세포는 혈액을 먹고 산다. 몸이 건강하다는 것은 혈액이 깨끗하다는 것이고, 세포로 혈액을 공급하는 혈관이 잘 뚫려 있다는 것이다. 어떤 연유로 혈액 순환이 순조롭지 못하면 세포가 죽게 되고, 세포가 죽으면서 물을 토해내 부종이 생기고 조직도 함께 죽는다. 조직이 죽으면 그 조직이 구성하고 있던 장기가 죽는다. 이렇게 하나씩 죽어가는 과정이 바로 '질병'이다. 심장 세포가 죽어 심장에 문제가 생기면 '심장병'이 되고, 위를 구성하던 조직이 죽으면 '위장병'이나 '위암'이 된다. 관절 부위의 세포가 죽고 조직이 망가지면 그것은 '관절 질환'이다.

　이제까지 인류가 발견한 질병의 종류는 무려 17만 8,000가지라고 한다. 그런데 사실 이름만 다를 뿐 질병의 본질은 '혈액 순환에 문제가 생겨 특정 부위의 세포가 죽는 것'이라고 간단하게 정리할 수 있다. 그래서 몸의 건강 상태를 알려면 혈액과 혈관 상태를 알면 된다. 오장육부의 건강 상태도 마찬가지다. 이 간단한 원리를 알면 모든 질병을 쉽게 치유할 수 있다.

혈액 속엔 무엇이 있을까?

보통 혈액의 양은 체중에 비례하며, 체중의 약 8%를 차지한다. 체중 70kg의 성인 남자는 5~6ℓ, 체중 60kg의 성인 여자는 4~5ℓ 정도 된다. 생각보다 그리 많은 양은 아니다.

혈액은 심장, 동맥, 정맥, 모세혈관을 통해 인체 전체를 순환한다. 심장에서 펌핑된 혈액은 머리와 팔다리로 이어지는 대동맥을 통해 각 조직으로 운반되고, 모세혈관을 통해 산소와 영양분을 말단 조직까지 공급한다. 산소를 배출한 혈액은 정맥을 통해 다시 심장으로 돌아가면서 이산화탄소와 노폐물을 거둬간다. 그렇게 혈액은 전신을 순환하면서 산소와 영양분을 운반하고, 노폐물을 제거하며, 신체 조직을 보호하고, 체온을 조절하는 등 다양한 역할을 수행한다. 그러므로 혈압, 혈액형, 혈액응고인자 등을 통해 혈액 상태를 파악하면 건강 상태를 파악하는 데 도움을 받을 수 있다.

혈액의 구성

혈액은 세포 성분인 혈구와 액체 성분인 혈장으로 구성되어 있다.

고형 물질인 혈구는 혈액의 약 45%를 차지하며, 액체인 혈장은 약 55%를 차지한다. 혈구는 적혈구, 백혈구, 혈소판으로 구성되었으며, 이 중 백혈구와 혈소판은 1% 정도 존재하므로 적혈구가 혈구의 대부분을 차지하는 것이다. 적혈구는 붉은색을 띠며, 핵을 가지고 있지 않고, 헤모글로빈 단백질을 포함하고 있어 산소를 운반하는 역할을 한다. 백혈구는 면역세포로, 핵을 가지고 있으며, 감염과 질병으로부터 신체를 보호하는 역할을 한다. 혈소판은 혈액의 액체 부분에 떠다니는 작은 조각으로, 혈관 손상 시 혈액을 응고시켜서 출혈을 멈추는 역할을 한다.

혈장은 소화된 음식물 속 영양분과 기타 유기물질과 무기물질, 그리

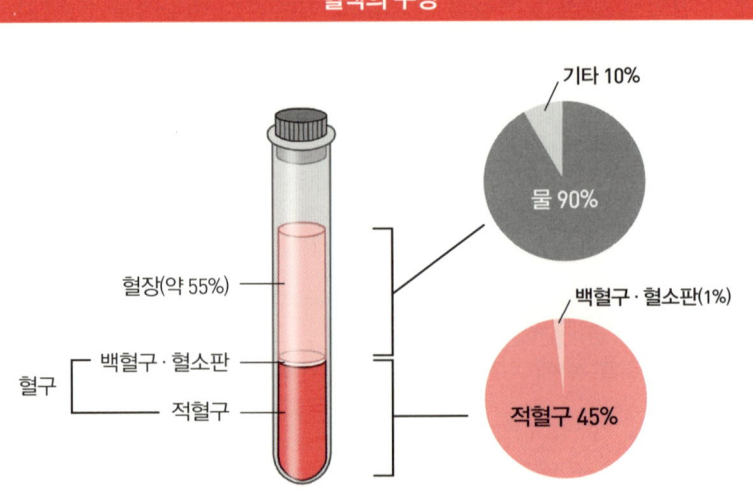

혈액의 구성

고 이온물질이 녹아 있는 액체다. 영양분을 운반하고, 체온을 조절하며, 노폐물이나 병원체 등을 제거하는 역할을 한다. 혈장이 노란색으로 보이는 이유는 적혈구가 재회수되고 남은 빌리루빈이 녹아 있기 때문이다. 혈장의 90% 이상은 물이고, 단백질이 8% 정도를 차지한다.

혈장에 있는 단백질은 알부민(65%)과 글로블린(30%), 피브리노겐(5%)으로 대부분 간에서 만들어진다. 혈장단백질의 다수를 차지하는 알부민은 혈관에서 체액이 빠져나가지 않도록 함으로써 혈관과 조직 사이의 삼투압을 유지하는 역할을 하며, 글로블린은 세균과 바이러스, 곰팡이균, 암세포로부터 신체를 적극적으로 보호하는 항체를 만들어내고, 피브리노겐은 응혈을 통해 지혈을 돕는 섬유단백질이다. 이 세 가지 혈장단백질의 구성 비율은 몸의 건강 상태에 따라 변화한다.

혈액의 역할

혈액은 인체의 여기저기를 거미줄처럼 연결하는 혈관을 따라 순환하면서 신선한 산소와 영양분을 우리의 몸을 구성하는 기본 생명 단위인 세포들에게 공급해주고, 그 세포들로부터 생겨난 이산화탄소·노폐물과 같은 이물질을 수거해 배출을 담당하는 장기 쪽으로 운반해준다. 뿐만 아니라 혈액은 체내에서 일어나는 여러 가지 생리적인 사건들이 원활하고 정상적으로 수행되도록 조절해주는 각종 호르몬을 운반한다. 이와 같은 운반 기능 외에도 혈액은 체온 조절, pH 조절, 수분 조절의 기능이 있으며, 체내로 침투하려는 병원성 미생물을 막아주는 방어 기능, 상처로 인한 혈액의 누출을 막아주는 지혈 기능도 있다.

붉은빛을 띠는 혈액은 혈관이라는 도관을 따라 흐를 수 있어야 하기 때문에 액체 상태여야 하며, 이것은 생명 유지를 위해 대단히 중요하다. 혈액이 혈관을 따라 끊임없이 흐름으로써 산소와 영양분을 인체의 구석구석까지 공급하고 이산화탄소와 노폐물을 제거할 수 있기 때문이다. 혈액의 흐름이 멈춰 잠시라도 산소와 영양분이 세포에게 공급되지 않으면 그 세포는 죽어버린다. 특히 뇌세포는 산소와 영양분(포도당)의 공급이 3분 이상 지체되면 뇌사 상태에 빠지고 만다.

혈액은 액체 상태이기는 하지만 혈액 속에는 산소, 이산화탄소, 질소와 같은 기체와, 우리가 섭취한 음식물이 소화된 유기물질, 그리고 음식물에 포함되었던 각종 무기물질, 이온물질이 녹아 있다. 그리고 혈액의 색깔을 붉게 하는 적혈구라는 세포와 병원성 미생물을 방어해주는 백혈구, 그 밖에 지혈 작용을 하는 혈소판이 고체 상태로 포함돼 있다. 또한 혈액이 혈관 밖으로 새어나가지 않도록 붙들어주는 여러 가지 응고성 단백질들도 포함되어 있다. 그러니까 혈액은 단순한 액체 상태가 아닌 여러 가지 생체물질을 함유한 액체인 것이다.

적혈구

적혈구는 가운데가 옴폭 들어간 7~8㎛ 크기의 도넛 모양 혈구로, 가운데에는 헤모글로빈이 들어 있어 산소를 많이 포집할 수 있다. 보통 120일 정도 활동하다가 수명이 다하면 간이나 비장(지라)에서 파괴되는데, 1초에 200만 개씩 파괴되고 생성된다. 파괴된 적혈구는 대소변의 색을 결정하는 누르스름한 담즙 색소인 빌리루빈과 철로 분해되며, 철은

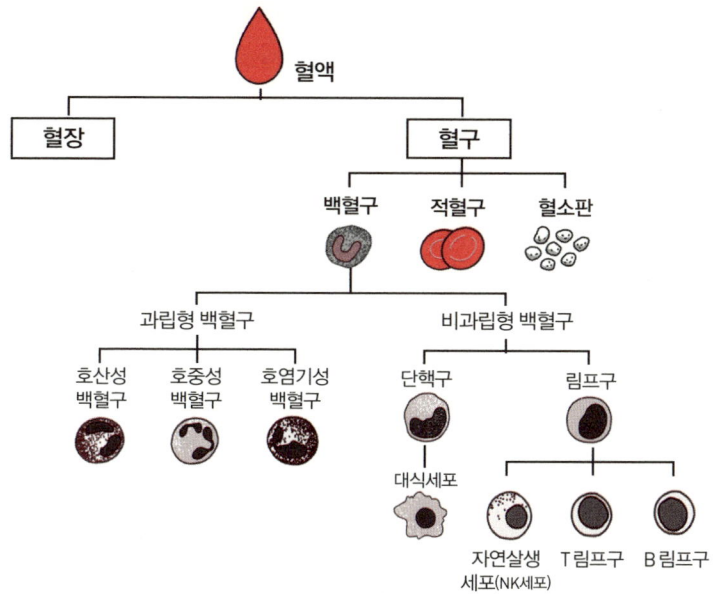

혈액과 혈구의 종류

간에 재흡수되어 헤모글로빈 원료로 다시 활용된다. 혈액이 붉게 보이는 것은 혈구의 대부분을 차지하는 것이 적혈구이고, 적혈구 속에 든 헤모글로빈이 산소를 머금으면 산화철이 되기 때문이다.

백혈구

백혈구는 우리 몸을 지키는 군대나 다름없다. 그 형태와 크기, 과립의 모양 등에 따라 과립구, 림프구, 대식세포 등으로 나뉜다. 세균이나 바이러스, 독소 등 우리 몸에 해를 끼치는 물질을 잡아먹음으로써 혈액을 깨끗하게 해주는 역할을 한다. 보통 백혈구는 8~25㎛ 크기로 적혈구보다 2배 이상 크다. 백혈구는 아메바운동을 하며 세포 속의 리보솜에 들어 있는 가수분해효소와 단백질 분해효소, 과산화수소를 가지고 병원체을 죽이는 식균작용을 한다. 백혈구는 적혈구, 혈소판과 마찬가지로 골수에서 생성되고 간과 비장에서 파괴되는데, 어떤 것은 몇 시간 살고, 어떤 것은 수십 년 산다. 우리 몸을 지키는 군대인 백혈구는 죽기 직전까지 1개의 세포가 세균 50마리, 100마리를 먹어치운다.

한편 골수나 흉샘에서 $1mm^3$에 1만 개 이상으로 미성숙 백혈구가 생기는 경우가 있는데(정상 수치는 $1mm^3$당 4,000~9,000개) 이것이 혈액암인 백혈병이다. 미성숙 세포는 식균작용을 하지 못하며 다른 정상 세포를 죽이기에 위험하다. 이 경우 병원에서는 골수 속의 암조직을 방사선으로 모두 죽이고 건강한 사람의 골수를 주사하는 이식 수술을 한다. 건강한 사람의 골수세포를 환자의 정맥에 이식하면 이 골수세포가 뼛속으로 들어가 새집을 짓고 살아가도록 하는 요법인데, 부작용이 많아서 백혈병이 완치되는 경우는 많지 않다.

혈소판

혈소판은 혈관이 손상되었을 때 혈액을 응고시켜 지혈하는 역할을 한다. 크기는 2~4㎛로 혈구 중에 제일 작다. 혈액 $1mm^3$에 40만여 개 들어 있는데, 7~11일 정도 활동하다가 간, 비장, 폐(허파)에서 파괴된다. 혈소판에는 세로토닌, 히스타민, 트롬보플라스틴과 같은 혈액응고인자가 있다.

혈소판은 모두 혈액에 존재하는 것은 아니고, 전체의 1/3 정도는 비장에 체류하고 2/3가 혈액을 구성한다. 일반 성인은 하루에 혈소판을 체중 1kg당 약 20억 개 생성한다.

혈소판에 문제가 생기면 모세혈관 등에서 지혈이 안 되어 쉽게 멍이 들고, 코피나 잇몸 출혈 등이 자주 발생한다. 고지혈증약 중에는 혈소판의 생성을 막아 혈전이 생기지 못하게 하는 것이 있는데, 이런 약을 오래 복용하면 수술하거나 상처를 입어 출혈이 될 때 지혈이 되지 않아 사망할 수 있으니 각별히 주의해야 한다.

혈장

혈액의 약 55%를 차지하는 혈장은 90%의 물과 7~8%의 혈장단백질, 미네랄(칼슘, 칼륨, 철분, 아연, 마그네슘, 나트륨 등), 0.1%의 혈당, 아미노산, 지질, 효소, 호르몬, 요산, 요소 등으로 구성되어 있다. 옅은 황색을 띠며, 산도는 pH 7.3~7.4 정도를 유지한다.

혈장단백질로는 알부민(삼투압 유지, 영양 공급)과 글로불린(항체 구성), 피브리노겐과 프로트롬빈(혈액응고)이 있다. 나이 들면 알부민 수치가 저하되어 영양분의 운반에 문제가 생기고 그 영향으로 기력이 저하되는 경우가 많으며, 질병이나 염증이 있으면 글로불린 수치가 높아진다. 따라서 노화가 진행되면 간 기능 저하로 알부민 수치가 떨어지고 염증이 많아지면서 글로불린 수치가 높아지는 게 정상이다.

혈액은
어디서 어떻게 만들어지나?

 그렇다면 혈액은 어디서 어떻게 만들어지는 것일까? 앞에서도 살펴보았지만 혈액, 즉 피는 어떤 특정한 물질 하나를 가리키지 않는다. 혈액은 액체와 그 속에 녹아 있는 여러 가지 유기물질과 무기물질, 그리고 적혈구, 백혈구와 같은 혈구들로 구성된 혼합 물질이다. 의사들이 혈액을 채취하여 건강 상태를 판단하는 것은 이러한 혈액 속 물질들의 상태를 보는 것이다.
 여러 가지 물질로 이루어진 사실로 미루어볼 때 혈액은 어느 한 장기가 만드는 것이 아님을 짐작할 수 있다. 흔히 말하는 혈구는 골수에서 만들어지고, 혈장의 8%를 차지하는 혈장단백질은 간에서 만들어진다. 적혈구의 산소는 폐의 도움으로 기능한다. 각종 비타민과 미네랄은 위, 소장, 대장 등 오장육부의 도움을 받아 만들어진다. 그러니까 혈액을 만들어내는 장기는 골수만도 간만도 비장만도 아니며, 이자만도 심장만도 아니다. 전체 오장육부의 도움으로 만들어지는 것이다.

우리 몸은 70%가 물로 이루어져 있다. 인체를 구성하는 수분을 체액이라고 하는데 체액은 크게 세포내액과 세포외액으로 분류된다. 세포외액은 다시 혈관 안의 액체인 혈장과 혈관 밖의 액체인 간질액으로 분류된다. 혈액의 90% 이상이 물인 것은 우리가 섭취한 영양분을 녹일 수 있는 용매가 물이며, 적혈구나 백혈구와 같은 고형 물질들을 운반하려면 혈액이 유동성을 지닌 액체 상태여야 하기 때문이다.

혈액을 구성하는 90% 이상의 수분 역시 어느 특정 장기가 만들어내는 것이 아니다. 우리가 수시로 섭취하는 물이라든가 음식물에 포함된 수분이 체내로 유입되면, 그중 일부는 혈관 안으로 들어가 혈장이라는 체액 성분이 된다. 또한 혈장 속에 녹아 있는 영양분은 소장에서 흡수되어 간과 심장을 경유한 뒤 혈관 안으로 유입되어 순환을 하면서 세포에게 전달된다. 혈장단백질은 간이 만들어 혈관 속으로 방출되는데 삼투압 작용으로 수분이 혈관 밖으로 새어나는 것을 방지하여 혈장의 양을 항상 일정하게 유지시켜준다.

혈구를 만들어내는 곳, 골수

혈액이 부족하면 현기증이 날 수 있는데 이런 현상을 '빈혈'이라고 한다. 빈혈은 혈액 속 적혈구의 농도가 줄어 산소의 운반 능력이 부진한 상태를 말한다.

혈액을 만들어내는 기관을 굳이 하나로 꼽자면 '골수'라고 할 수 있다. 왜냐하면 적혈구는 물론, 인체를 여러 병원체로부터 방어해주는 백혈구, 상처가 났을 때 혈액을 멈추게 하는 혈소판 또한 골수에서 만들어지기 때문이다. 한마디로 혈액 중에서 혈구(적혈구, 백혈구, 혈소판)는 척추, 엉치뼈, 늑골, 흉골, 대퇴부, 팔다리뼈 등 큰 뼈의 골수에서 만들어진다. 태아기에는 조혈모세포가 자외선의 영향을 받지 않기 때문에 간과 비장에 위치하여 혈액을 생성하지만, 출생 후에는 자외선으로부터 보호받기 위해 조혈모세포가 골수로 이동하여 혈액을 생성한다. 뼈는 겉으로 보기에는 아주 딱딱하지만 안쪽은 골수라는 말랑말랑한 조직으로 이루어져 있다. 바로 이 골수가 혈액을 만드는 비밀의 열쇠다.

골수 안에는 혈액을 만드는 엄마 세포, 즉 조혈모세포가 잔뜩 들어 있다. 조혈모세포는 혈액 속의 모든 성분을 만들어내는 세포다. 백혈구와 적혈구도 조혈모세포에서 만들어진다. 혈액을 뽑아도 우리 몸에 새로운 혈액이 만들어지는 이유는 조혈모세포가 혈액세포들을 계속 만들어내기 때문이다. 조혈모세포는 생명의 뿌리가 되는 혈액과 면역체계를 지키는 데 절대적인 존재이다.

조혈모세포는 하루 약 5,000억 개의 혈액세포를 새로 만들어낸다. 그중 적혈구는 하루 2,000억 개 이상 골수에서 생성되어, 약 120일 동안 온몸에 산소를 공급하고 이산화탄소를 회수하는 역할을 한다. 역할을 마친 적혈구는 비장에서 생을 마감한다. 비장은 흔히 '피를 만드는 기관'으로 오해되지만, 실제로는 수명이 다한 적혈구를 선별해 분해하고, 그 안의 철분 등 유용한 성분을 다시 활용하도록 돕는 재활 기관이다. 또한 비장은 인체에서 가장 큰 림프절로, 혈액 속의 세균이나 바이러스를 걸러내는 면역 기능도 수행한다. 비장은 단순한 혈액 처리 기관이 아니라, 체내 순환과 방어 체계를 조율하는 중요한 역할을 맡고 있다.

수명이 다한 적혈구는 단순히 비장에서 폐기되는 것이 아니라, 다양한 방식으로 재활용된다. 적혈구의 주성분인 헤모글로빈은 아미노산과 헴으로 분해되며, 아미노산은 다시 단백질 합성에 이용된다. 헴은 철과 빌리루빈으로 나뉘고, 철은 골수에서 새로운 적혈구를 만들거나 간에 저장되어 체내 철분 대사를 조절하는 데 사용된다. 빌리루빈은 간으로 이동해 담즙(쓸개즙)의 주요 성분 중 하나가 된다. 담즙은 간에서 만들어져 담낭(쓸개)에 저장되며, 음식물이 특히 지방을 포함할 때 십이지장으로 분비되어 소화를 돕는다. 이때 빌리루빈은 소화 과정에서 배설물의 색을 결정짓는 물질로도 작용한다.

이처럼 적혈구는 수명이 다한 뒤에도 체내 대사 순환에서 다시 쓰이며, 비장과 간, 골수는 그 과정의 중요한 연결고리 역할을 한다.

혈액이 건강하지 않을 때 생기는 일들

혈액이 좋지 않으면 여러 가지 질병이 생기고 그로 인한 증상을 느끼게 된다.

빈혈

몸속에 혈액이 부족하면 보통 빈혈이라고 하는데, 빈혈은 적혈구 속의 헤모글로빈 농도가 낮거나(철분 부족) 적혈구 수가 400만 개(/㎣) 이하인 경우를 말한다. 어지러움, 숨 가쁨 등의 증상이 나타날 수 있다.

빈혈의 원인은 일반적인 경우 철분과 엽산이 부족해서 생기는 것으로 알고 있지만 뼈의 밀도가 낮아도, 비위 기능이 약해도, 아연 등 미네랄이 부족해도, 간 기능이 저하되어 철분 회수가 잘 안 되어도 나타나므로 원인에 따라 치료 방법이 달라야 한다. 의외로 철분보다는 아연이 부족한 경우에 빈혈이 많이 생기는데, 그 이유는 적혈구 막이 아연 등의 영양 부족으로 약해진 상태에서 모세혈관을 통과할 경우 적혈구가 찌그러지면서 적혈구 막이 손상되고 터지기 때문이다.

혈액암

혈액암은 골수성과 림프구성으로 나뉘며, 혈액이나 림프 계통에 생기는 혈액암은 림프구성 혈액암이라고 한다. 종류로는 백혈병, 악성림프종, 다발골수종이 있다. 림프종을 제외한 백혈병과 다발골수종은 일반 암에 비해 생존율이 낮은 편이라고 알려져 있다.

혈액과 림프는 전신에 퍼져 있기 때문에 특정한 종양 부위가 없다. 따라서 수술적 치료를 시행할 수 없다. 대신 혈액에 직접 항암제를 투여하는 약물 치료나 방사선 치료 등에 의존한다. 전이만 되지 않으면 다른 4기 암에 비해 생존율이 높다.

- **백혈병** : 혈액 내 백혈구(미성숙 백혈구) 수가 정상치보다 월등히 높아 면역력이 저하된 경우를 말한다.
- **악성림프종** : 백혈구의 한 종류인 림프구가 과다 증식하며 종양을 만드는 것으로, 주로 림프절에서 발생하지만 림프가 아닌 조직에도 발병할 수 있다.
- **다발골수종** : 골수에서 면역체계를 담당하는 백혈구의 한 종류인 형질세포(Plasma Cell)가 비정상적으로 분화, 증식하여 발생하는 혈액암이다. 다발골수종은 뼈에 침윤해 뼈를 약화시켜 잘 부러지게 하며, 골수를 침범하여 이를 감소시키는 특징이 있다. 그 영향으로 적혈구, 백혈구, 혈소판의 생성 수가 감소하여 감염, 빈혈, 출혈이 발생

할 수 있다.

혈전증

혈전증은 혈관 내에서 혈액이 응고되어 혈관이 막히는 상태를 말한다. 증상은 혈전이 발생한 부위에 따라 다른데 통증, 부종, 피부 변색 등이 나타날 수 있다. 혈전증 발생의 위험요인으로는 암, 임신, 피임약 및 혈압약 등의 복용, 거동이 어려워 누워서 지내는 생활, 장시간 비행기 탑승 등이 있다.

혈액응고장애

혈액응고장애는 혈액 내 응고 과정이 제대로 작동하지 않는 상태다. 이로 인해 출혈이 멈추지 않거나, 작은 충격에도 멍이 잘 생기는 등의 증상이 나타날 수 있다. 이 장애는 간 기능이 저하되었을 경우, 고지혈증약 등을 복용할 경우, 칼슘 등이 심하게 부족한 경우에 나타난다. 혈장단백질인 피브리노겐이 부족할 때, 비타민K가 부족할 때도 나타날 수 있다.

혈우병

혈우병은 혈액 내 응고인자가 결핍되어 출혈이 멈추지 않는 질환이다. 증상은 반복적인 출혈, 관절 손상, 뇌출혈 등이 있을 수 있다. 현재 병원에서 환자에게 해줄 수 있는 방법은 평생 고가의 혈액응고인자 제제를 투여하는 것뿐이다.

혈액의 건강 상태를 나타내는 주요 지표

혈액의 건강 상태를 나타내는 주요 지표는 혈액 점도, 콜레스테롤·중성지방 수치 등이 있다.

● **혈액 점도** : 혈액 점도는 혈액이 혈관을 통과할 때의 어려움 정도로, 혈액이 걸쭉하면 점도가 높고 혈액 순환이 느려진다. 과식하거나 스트레스를 받았을 때, 흡연할 때, 땀을 많이 흘려 수분이 부족할 때, 과도한 염증으로 혈구가 증가했을 때, 혈액 속의 당을 분해해 완전연소시키는 비타민이나 효소가 부족할 때 혈액 점도가 높을 수 있다.

● **콜레스테롤 수치** : 콜레스테롤 수치는 혈액 내 콜레스테롤의 양을 말한다. 콜레스테롤 수치 기준은 아래 표와 같다.

	총콜레스테롤	LDL콜레스테롤	HDL콜레스테롤	중성지방
정상	200mg/dl 미만	130mg/dl 미만	40mg/dl 이상	150mg/dl 미만
경계	200~239mg/dl	130~159mg/dl	–	–
위험	240mg/dl 이상	160mg/dl 이상	40mg/dl 이하	–

콜레스테롤은 혈액 내에서 콜레스테롤을 운반하는 지단백의 밀도에 따라 고밀도(HDL)콜레스테롤과 저밀도(LDL)콜레스테롤로 나뉜다. HDL콜레스테롤은 혈관이나 세포에 있는 콜레스테롤을 간으로 운반하고, LDL콜레스테롤은 간에 있는 콜레스테롤을 혈관이나 세포로 운반한다. LDL콜레스테롤은 염증 부위의 유해산소에 노출되어 산화돼 혈관 벽에 붙게 된다 해서 '나쁜 콜레스테롤'이라 한다. LDL콜레스테롤 자체가 나쁜 것이 아니고 산화된 콜레스테롤이 나쁜 것이니 구별할 필요가 있다.

● **중성지방 수치** : 탄수화물을 과잉 섭취하면 혈당이 높아지는데, 이때 몸에서 쓰고 남은 포도당이 중성지방으로 변해 간, 근육, 복부에 저장된다. 중성지방 수치가 높으면 혈관에 기름이 많이 끼고 산화가 잘되어 혈액 흐름이 나빠진다.

콜레스테롤 수치의 진실

일반적으로 콜레스테롤 수치가 높으면 안 좋다고 하는데, 사실 콜레스테롤은 세포막과 호르몬, 비타민D의 원료로 인체에 매우 중요한 물질이다. 피하조직에 있는 콜레스테롤이 햇빛을 받으면 항암 비타민으로 알려진 비타민D가 생성된다. 이렇듯 콜레스테롤이 우리 몸에서 하는 역할이 있는 만큼 무조건 콜레스테롤 수치를 낮추는 것은 다른 질병을 초래할 여지를 주는 것과 같다.

우리 몸에서 쓰이는 콜레스테롤 중에서 75%는 간에서 만들어지고 나머지 25%는 동물성 음식을 통해 채울 수 있다. 채소에는 콜레스테롤이 없다. 채식을 하는데도 콜레스테롤 수치가 높다면 스트레스를 많이 받거나 혈관이 손상된 경우가 대부분이다.

세포막의 원료이기도 한 콜레스테롤은 간, 척수, 뇌와 같이 세포막이 많은 기관에서 높은 농도로 발견되며, 혈전의 구성 성분이기도 하다. 콜레스테롤은 생리적·생화학적 반응에 중요한 역할을 하며, 심혈관 질환과 악성종양, 감염에 대한 방어력, 장수와 깊은 인과관계가 있다.

그러나 대부분의 사람들은 아직도 '나쁜 콜레스테롤' 이론을 믿는다. 그래서 콜레스테롤 수치가 높으면 문제가 크다 생각하고 의사가 처방해준 약을 먹는다.

≪약에게 살해당하지 않는 47가지 방법≫의 저자이자 암 전문의인 곤도 마코토에 따르면, 콜레스테롤이 나쁘다고 알려진 것은 미국 미네소타대학의 생리학자 안젤 키스 때문이라고 한다. 그는 1950년대에 정신병원에서 급식

실험을 실시한 뒤 '식사 중 지방이 너무 많으면 심장병의 원인이 된다'고 주장하고 22개국의 식생활과 질병에 대한 데이터를 조사했다. 그 결과 지방 및 콜레스테롤 섭취량과 심장병에는 아무런 관계가 없음이 밝혀졌는데, 키스 박사는 편법으로 6개국 데이터만을 취해 자신의 주장을 뒷받침하는 근거로 삼았다.

1960년대에 미국에서는 '키스 박사의 주장을 사실로 받아들이면서 콜레스테롤 가설' 붐이 일었다. 동물성 지방이 많은 육류나 콜레스테롤이 많은 달걀 등의 섭취를 삼가고, 리놀산이 풍부한 식물성 기름 등의 섭취를 늘리면 콜레스테롤 수치가 떨어져 동맥경화나 심장병을 예방할 수 있다는 것이 그 가설의 주요 내용이었다. 하지만 이 가설을 바탕으로 만든 영양 지도대로 대규모 임상시험을 했더니 심장병 사망률도 전체 사망률도 큰 차이가 없었다. 미국 정부가 막대한 연구비를 쏟아 부은 연구가 대실패로 끝난 것이다. 게다가 핀란드에서 실시한 최장 18년에 달하는 실험은 영양 지도를 받은 그룹이 그렇지 않은 그룹보다 심장병 사망률은 2배 이상 높고 전체 사망률은 1.4배 높다는 결과를 보여주었다.

키스 박사는 1970년대 들어 식품 속 콜레스테롤과 혈액 속 콜레스테롤은 어떤 관련성도 없다고 발표했지만 이런 사실은 거대 제약회사의 마케팅 전략에 의해 숨겨지고, 지금도 콜레스테롤 수치가 높다는 이유로 고지혈증약이 대량 처방되고 있다.

실제 여러 실험과 연구 데이터를 보면 콜레스테롤 수치가 낮을수록 사망 확률이 높아진다는 것이 정설이다. 특히 간암과 간경화의 경우 콜레스테롤 수치가 낮을수록 사망 가능성이 높아진다. 반대로 수치가 높으면 사망 확률도 현저히 낮아진다. 콜레스테롤 수치가 높은 사람이 간경화나 간암으로 사망하는 경우는 거의 없다는 연구 결과도 있다.

세계 최고의 심혈관 연구 기관인 프레이밍햄 심장연구소의 윌리엄 카스텔리 박사는 "LDL콜레스테롤 수치가 300mg/dℓ 이상인 경우가 아니라면 LDL콜레스테롤 수치만으로 관상동맥 질환의 위험성을 예측할 수 없다"고 말했다. 네덜란드의 85세 이상 고령자들을 대상으로 한 그의 연구에 의하면 콜레스테롤 수치가 1mg/dℓ 감소할 때마다 사망률은 11% 증가했고, 심혈관 질환으로 인한 사망률은 14% 증가했다. 우리가 늘 들어왔던 지방과 심장 질환의 연관성과는 정반대 결과다. 데이터를 보면 총콜레스테롤이 194mg/dℓ 미만인 경우 사망률이 가장 높았고, 250mg/dℓ 이상에서 사망률이 가장 낮았다. 즉 250mg/dℓ 이상인 사람들이 더 오래 살았다. 우리가 아는 콜레스테롤은 죄가 없다.

그러면 콜레스테롤이 문제가 되는 경우는 어떤 경우일까? ≪탄수화물과 헤어질 결심≫의 저자이자 당뇨병 전문의인 에베 코지 박사는 아래와 같이 말한다.

"콜레스테롤이 동맥경화증의 위험 요인으로 문제가 되는 것은 HDL콜레스테롤이 '낮으며' 동시에 LDL콜레스테롤이 '높은' 경우이다. 특히 LDL콜레스테롤에서 정말 문제가 되는 것은 '작고 밀도가 높은 LDL(소립자 LDL)'과 '산화 LDL(손상된 LDL)'이다. 소립자 LDL은 산화 LDL로 변성되기 쉬운 위험한 물질이다. 산화 LDL이 혈액 속에 생성되면 우리 몸은 이를 이물질로 인식하고, 나쁜 세포를 먹어 치우는 대식세포라는 면역세포가 이를 처리하기 위해 모여든다. 산화 LDL을 먹어 치운 대식세포는 힘이 다해 죽고, 세포의 잔해가 혈관 벽에 들러붙어 혈전으로 점점 쌓이게 된다. 혈전이 점점 두꺼워지면 죽상동맥경화를 일으키고 심근경색을 유발하는 것이다. 산화하지 않은 LDL은 이로운 물질이므로 혈관 벽에 장애를 일으키지 않는다."

중성지방 수치가 높고 HDL콜레스테롤 수치가 낮은 사람은 소립자 LDL과 산화 LDL이 많을 가능성이 높다. 한편 HDL콜레스테롤이 높고 중성지방 수치가 낮은 사람은 소립자 LDL과 산화 LDL이 많지 않기 때문에 그리 위험하지 않다.

탄수화물을 제한하면 체내 중성지방은 감소하고 HDL콜레스테롤은 증가한다. HDL콜레스테롤 수치가 높을수록 심근경색과 암 발생 위험성이 줄어든다. 따라서 콜레스테롤 수치가 염려된다면 현미채식을 해서 중성지방 수치를 낮추도록 노력하면 된다.

혈관은 무엇이며 어떤 역할을 할까?

혈액은 심장과 동맥을 거쳐 모세혈관을 통해 산소와 영양분을 운반하고, 이산화탄소와 노폐물을 회수해 정맥을 통해 심장으로 되돌아온다. 이러한 혈액의 순환은 생명 유지에 아주 중요하기에 모세혈관의 혈류 순환, 즉 산소·영양분과 이산화탄소·노폐물의 물질교환이 얼마나 원활하게 이뤄지는가가 건강의 척도라고 볼 수 있다. 이때 혈액이 지나가는 통로를 혈관이라 한다. 혈관은 세 겹의 근육으로 되어 있고, 기초대사에서 가장 많은 에너지를 소모한다.

혈관은 동맥(심장에서 나가는 혈액이 지나가는 혈관)과 정맥(심장으로 돌아오는 혈액이 지나가는 혈관), 모세혈관으로 구분하는데, 길이는 5 대 5 비율로 동맥과 정맥이 같다. 동맥은 대동맥, 세동맥으로, 정맥은 대정맥, 세정맥으로 세분화된다. 혈액량은 길이와 달리 동맥 20%, 정맥 80%의 비율로 흐른다. 특히 대동맥~세동맥에 전체 혈액량의 15%, 세정맥~대정맥에 전체 혈액량의 64%가 흐른다. 심장에서 나온 혈액은 대동맥·중동맥·소동맥을 거쳐 세동맥까지 운반되고 모세혈관, 세정맥, 소정맥·중정맥·대정맥을 거쳐 심장으로 되돌아온다. 우리가 일반적으로 말하는 혈류는 모세혈관의 혈액 순환을 가리킨다.

모세혈관

혈관 하면 주로 동맥과 정맥을 떠올리지만, 잔병치레하지 않고 젊고 건강하게 살려면 모세혈관 관리가 매우 중요하다. 모세혈관은 워낙 좁아서 혈액의 상태가 좋지 않으면 쉽게 막히기 때문이다.

모세혈관은 동맥과 정맥을 잇는 가느다란 혈관으로, 전체 혈관에서 95% 이상을 차지한다. 모세혈관은 한 층의 세포층으로 되어 있으며, 지름 $5 \sim 8\mu m$(마이크로미터), 두께는 $1\mu m$이다. 모세혈관에서는 영양분과 노폐물의 물질교환이 가능하고, $7 \sim 8\mu m$ 크기의 적혈구가 살짝 눌려서 서행하므로 산소와 이산화탄소의 가스교환이 이루어질 시간적 여유가 생기고 모세혈관을 깨끗하게 해주는 효과도 있다. 즉 적혈구가 모세혈관보다 크기 때문에 탄력이 있는 적혈구가 살짝 눌리면서 혈관 안으로 들어가는데, 이는 모세혈관의 탄력까지 뒷받침되어야 가능한 일이다. 이런 생명현상을 보면 경외감이 든다. 인체의 신비다. 참고로, 백혈구의 크기는 $12 \sim 25\mu m$로 적혈구의 두 배 정도 된다. 모세혈관에는 많은 가지 핏줄이 있으며, 잠을 자거나 쉴 때에는 모세혈관의 절반이 닫혀서 혈액이 흐르지 않아 몸이 휴식을 취할 수 있다.

모세혈관은 몸 구석구석까지 그물망처럼 연결돼 위와 장에서 소화·흡수한 영양분을 30조 개에 달하는 세포에 운반해준다. 또한 폐로 유입

3가지 혈관과 혈액의 흐름

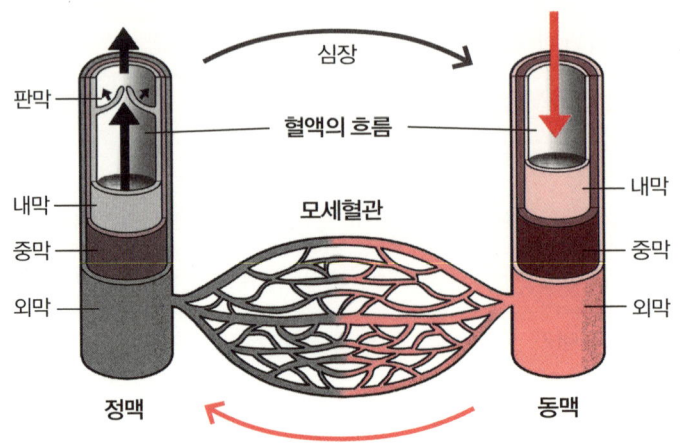

된 산소는 적혈구에 포함된 헤모글로빈을 타고 모세혈관을 통해 온몸으로 전달된다. 혈관이 건강해 산소와 영양분을 포함한 혈액이 말초 모세혈관까지 충분히 도달하면 세포가 활성화되고 재생 능력이 상승해 면역 기능이 강화된다. 이와 달리 모세혈관의 상태가 나빠 세포가 산소와 영양분을 충분히 공급받지 못하면 쉽게 피로해지고 면역력이 저하되며 노화가 빨라진다. 일반적으로 모세혈관은 40대부터 노화와 잘못된 생활습관에 의해 손상되어 60대가 되면 20대의 60% 정도 수준으로 퇴화한다고 알려져 있다.

동맥

동맥은 심장에서 나오는 혈액을 온몸으로 운반하는 혈관으로, 혈액이 높은 압력으로 분출되기에 벽이 두껍고 탄력이 뛰어나다. 동맥벽은 세 겹의 구조(외막, 중막, 내막)로 이루어져 있으며, 특히 중막에는 평활근과 탄력섬유가 발달해 있어 혈압에 잘 견딜 수 있도록 설계되어 있다. 대동맥은 지름 2.5cm, 벽 두께 2mm인 굵고 두꺼운 혈관으로, 탄력이 뛰어나다. 그런데 노화가 되면 혈관에 상처가 나고 기름이 끼어 관이 좁아지면서 혈액의 흐름이 나빠져 혈관의 저항력이 커지는데, 그 영향으로 동맥경화 또는 고혈압이 생긴다.

정맥

정맥도 동맥처럼 외막, 중막, 내막으로 되어 있지만, 혈압이 낮고 벽이 얇으며 탄력이 동맥보다 떨어진다. 심장으로 되돌아가는 혈액의 압력이 약해 거꾸로 흐를 수 있지만 중간중간 판막이 있어 혈액이 거꾸로 흐르지 않도록 막아준다. 특히 하지의 정맥처럼 중력의 영향을 많이 받는 부위에서 판막의 역할이 중요하다. 그런데 혈관의 탄력이 더 떨어지고 판막이 약해지면 제 기능을 잘하지 못해 혈관이 울퉁불퉁하게 돌출하는 하지정맥류 등이 발생한다. 보통 병원에서는 "하지정맥류는 선천적으로 정맥이 약해서 생긴 병"이라고 하면서 정맥을 실로 봉합하거나 제거하는 외과적 수술을 많이 하는데, 이는 응급치료일 뿐 주변 정맥에서도 그런 증상이 지속될 수 있어 권장하지 않는다. 식습관을 개선해서 혈액을 맑게 하고 혈관을 탄력 있게 해주면 저절로 완치될 수 있다.

혈관이 건강하지 않을 때 생기는 일들

혈관이 막히거나 좁아지거나 혈관 내 압력이 높아지는 등 혈관이 안 좋을 때 나타나는 질병은 동맥경화, 고혈압, 혈전증, 동맥류 등 다양하다. 이는 심혈관 질환, 뇌졸중, 말초동맥 질환 등의 원인이 될 수 있다.

동맥경화

동맥경화는 혈관 내벽에 지방이 쌓여서 혈관이 좁아진 상태를 말한다. 이로 인해 혈액의 흐름이 순조롭지 못하고 다양한 합병증이 생길 수 있다. 증상으로는 가슴 통증, 협심증, 뇌졸중 등이 있다.

고혈압

고혈압은 혈관 내부의 압력이 지속적으로 높아지는 상태를 말한다. 고혈압은 혈관을 손상시키고 다양한 장기에 영향을 줄 수 있다. 증상으로는 두통, 어지럼증, 잦은 코피 등이 있다.

혈전증

혈전증은 혈관 내에서 혈액이 응고되어 혈관이 막히는 상태를 말한다. 이로 인해 혈액의 흐름이 차단되고 다양한 합병증이 생길 수 있다. 증상으로는 통증, 부종, 피부 변색 등이 있다.

혈관염

혈관염은 혈관에 염증이 생기는 상태를 말한다. 염증은 혈관을 손상시키고 혈액의 흐름을 방해한다. 발적, 부종, 통증 등이 생길 수 있다.

동맥류

동맥류는 동맥의 일부가 약해져 팽창하고 부풀어 오르는 상태를 말한다. 동맥류가 파열될 경우 심각한 출혈을 유발할 수 있다. 증상으로는 두통, 목 통증, 시야 장애 등이 있다.

정맥류

정맥류는 정맥 내 판막 기능이 약해져 혈액이 역류하여 혈관이 확장되고 비정상적으로 구불구불해지는 상태를 말한다. 주로 다리에 발생하며, 증상으로는 다리 통증, 부종, 무거움, 피로감, 피부 변색 등이 있다. 심할 경우 피부 궤양이 생기기도 한다.

혈관이 막히는 3가지 이유

혈관이 막히는 이유는 세 가지로 요약할 수 있다. 첫째, 혈관 벽에 산화된 콜레스테롤이 쌓여 죽상경화반을 형성하기 때문이다. 둘째, 당독소(최종당화산물)가 혈관 벽에 축적되어 탄력을 떨어뜨리고 염증을 일으키기 때문이다. 셋째, 칼슘이 혈관 벽에 침착되어 석회화가 진행되기 때문이다. 이외에도 혈전이나 요산, 염증 찌꺼기 등 다양한 요인들이 혈관을 막을 수 있지만, 여기서는 생략한다.

산화콜레스테롤의 축적

노화가 진행되거나 혈액 속에 독성 물질과 염증 유발 물질이 쌓이면 혈관 벽에 미세한 상처가 생기기 쉽다. 이때 혈소판이 빠르게 모여 출혈을 막고, 피브린이 함께 작용해 상처 부위를 덮어준다. 그런데 이런 손상과 염증이 반복되다 보면, 상처 부위에 콜레스테롤이 차곡차곡 쌓이게 된다. 마치 벽돌처럼 쌓인 콜레스테롤 덩어리는 시간이 지나며 두꺼운 플라크(죽상경화반)를 형성하고, 결국 혈관을 좁히고 딱딱하게 만든다.

참고로, 세포를 둘러싸고 있는 세포막은 단백질과 지질로 구성되어 있다. 지질은 흔히 지방이라고 불리며, 지방산과 글리세롤로 만들어진다. 특히 건강한 세포막은 오메가-3지방산과 오메가-6지방산 같은 불포화지방이 균형을 이루며 유연하고 안정적인 구조를 유지한다. 콜레스테롤도 세포막의 일부 성분으로 유동성과 안정성을 유지하는 데 도움을 준다.

문제는 이 콜레스테롤이 산화될 때 발생한다. 산화된 콜레스테롤, 특히 산화LDL은 혈관 벽에 염증을 일으키고 동맥경화를 촉진시킨다. 그래서 일반적으로 LDL을 '나쁜 콜레스테롤'이라고 부르기도 하지만, 사실 콜레스테롤 자체가 나쁜 것은 아니다. 콜레스테롤이 산화될 때 위험해지는 것이다. 이런 산화를 줄이려면 항산화 작용이 중요하다. 특히 지용성 항산화제인 비타민E는 콜레스테롤의 산화를 막는 데 중요한 역할을 한다.

당독소의 축적

우리가 섭취하는 음식은 조리 방법에 따라 다양한 유해물질을 만들어낼 수 있다. 특히 고온에서 튀기거나 굽는 과정에서는 일부 트랜스지방과 최종당화산물(AGEs), 이른바 당독소가 생성되기도 한다. 트랜스지방은 체내에 들어오면 세포막의 정상적인 지방산 조성을 교란시키고 염증을 유발할 수 있다. 이로 인해 세포막의 유동성이 떨어지고 장기적으로 세포 기능에 장애를 일으킬 수 있다.

당독소는 주로 탄수화물을 과잉 섭취할 때 생긴다. 탄수화물 과잉 섭취로 혈당이 높아지면 혈액 속의 포도당이 단백질과 결합하여 최종당화산물이 만들어지고, 이 물질이 염증과 산화 스트레스를 유발해 혈관과 조직을 손상시킨다. 이런 산화와 염증반응은 다양한 만성질환의 중요한 원인으로 작용한다. 특히 알츠하이머병의 원인으로 알려진 베타아밀로이드 단백질도 당독소와 염증이 복합적으로 작용하면서 생성과 축적이 촉진될 수 있다고 알려져 있다.

혈관 벽이 손상되면 우리 몸은 이를 복구하기 위해 혈소판과 피브린을 동원해 출혈을 막고, 이후 콜레스테롤이 침착되기 시작한다. 하지만 혈관 벽 손상이 반복되면 콜레스테롤이 혈관 벽에 점점 쌓여 딱딱한 플라크를 형성한다. 산화된 콜레스테롤, 특히 산화LDL이 축적되면 혈관이 점점 좁아지고 탄력을 잃게 되어 결국 동맥경화로 발전한다. 혈류가 충분히 흐르지 못하면 조직은 산소와 영양분 공급이 부족해지고, 심하면 세포가 괴사하기도 한다.

이러한 트랜스지방, 산화콜레스테롤, 당독소 등이 만들어내는 산화 스트레스와 염증이 반복되면 만성 염증으로 이어져 동맥경화, 고혈압, 당뇨병 등 여러 질병의 위험을 높인다. 또한 활성산소가 과다하게 생성되면 체내 지질 대사가 흐트러져 내장지방이 축적되기 쉬운 환경이 만들어지고, 정상 세포를 손상시켜 각종 질병과 노화의 원인이 되기도 한다.

따라서 이런 유해 과정을 줄이기 위해서는 균형 잡힌 식사, 가공되지 않은 신선한 식재료 섭취, 저온 조리, 그리고 충분한 항산화 영양소 섭취가 중요하다. 특히 지용성 항산화제인 비타민E는 콜레스테롤의 산화를 억제하는 데 중요한 역할을 한다.

산화칼슘의 축적

혈관 벽에 염증과 손상이 반복되면 손상 부위를 복구하는 과정에서 콜레스테롤뿐 아니라 칼슘도 함께 침착되면서 석회화가 진행된다. 특히 혈관의 근육층에 칼슘이 쌓여 혈관이 점점 딱딱해지고, 탄력을 잃으며, 혈액의 흐름이 방해받게 된다. 이런 석회화는 동맥경화와 고혈압, 심근경색, 뇌졸중 위험을 높인다.

칼슘 자체는 우리 몸에 꼭 필요한 미네랄이지만, 염증과 손상으로 인해 잘못된 위치에 축적될 때 문제가 된다. 일부에서 시행하는 킬레이션 요법은 석회화 치료에 대한 과학적 근거가 부족한 상태다. 석회화를 예방하는 가장 좋은 방법은 염증과 산화를 줄이고, 건강한 생활습관을 유지하는 것이다.

혈액과 혈관 건강은 이렇게 개선하자

혈액의 상태를 알아보기 위해 혈액검사를 했는데, 그 결과가 좋지 않더라도 걱정할 필요는 없다. 검사 결과를 통해 자신의 식생활 문제가 무엇인지, 부족한 영양소는 무엇이며 얼마나 부족한지를 살펴보는 계기로 삼으면 된다. 그리고 부족한 영양소가 풍부한 식품으로 조리해 먹고, 음식으로도 채워지지 않는 영양소는 천연 유래 영양제로 보충하면 된다.

혈액을 맑게 하는 식사법

혈액과 혈관 건강을 위한 기본 식사법은 현미채식을 하는 것이다. 정제 탄수화물·육류·유제품의 섭취를 줄이고, 금주와 금연을 하고, 운동을 꾸준히 하면 혈액의 상태가 개선된다.

혈액의 상태에 따라 식사 내용을 다르게 하는 것이 좋은데, 만약 혈액 점도나 중성지방의 비율이 높은 경우에는 저탄수화물식을 하되 세끼 중 두 끼는 일반식을 하고 아침 한 끼는 단백질 음료와 유산균으로 대체한다. 일반식 세 끼는 너무 많다. 영양제 중에는 비타민B군과 효모 식품이 우리가 섭취한 탄수화물, 지방, 단백질을 에너지로 바꾸는 대사 과정에서 중요한 역할을 한다. 특히 비타민B12, 엽산, 비타민B6 등은 혈액 속 적혈구 생성에도 관여해 혈액 건강 유지에 도움을 줄 수 있다.

콜레스테롤 수치가 높은 경우에는 양질의 오메가-3와 비타민E를 섭취하면 좋다. 다만, 항스트레스 호르몬의 원료가 콜레스테롤이고, 노화가 되면 혈관 벽이 약해져서 출혈이 생길 수 있는데 이때 혈관의 복구 물질이 콜레스테롤이기 때문에 스트레스를 과하게 받거나 노화가 진행되는 과정에서는 콜레스테롤 수치가 높을 수 있음을 감안해야 한다. 수치가 높다고 무조건 약을 먹는 것은 수치는 낮출 수 있지만 다른 부분에서 부작용을 유발할 수 있기에 좋은 방법이 아니다.

혈관의 건강을 좋게 하는 영양요법

혈관의 단성을 좋게 하기 위해서는 현미채식을 기본으로 하고, 혈관의 원료 물질인 콜라겐을 보충해주어야 한다. 콜라겐이 없으면 비타민C와 단백질을 충분히 섭취해준다. 당연히 식물성 단백질이 좋다. 그리고 중성지방과 LDL콜레스테롤이 쌓이는 것을 막기 위해 저탄수화물식을 하고 오메가-3를 섭취하여 혈행을 좋게 해야 한다.

칼슘 부족으로 인한 혈관의 석회화를 방지하기 위해서는 천연 유래 칼슘·마그네슘과 비타민K 등을 섭취해주는 것이 좋다.

혈관도 세포로 구성되어 있고, 세포는 혈액으로부터 영양분을 공급받기에 혈액을 맑고 영양가 있게 만들어주면 혈관 건강은 저절로 좋아진다.

림프관과
림프절이 하는 일

우리는 인체에 영양분과 산소를 공급하는 주된 통로가 혈액(적혈구)라고 알고 있다. 물론 맞는 이야기다. 그런데 혈액이 직접 도달하기 어려운 미세 조직과 세포 사이의 공간들이 있다. 이 조직액 공간인 간질(interstitium)에서 노폐물과 대사산물이 쌓이지 않도록 순환하고 청소하는 중요한 역할을 하는 것이 바로 림프(림프액)다. 림프는 세포 대사 과정에서 생성되는 대사산물, 미생물, 손상된 세포 조각, 이물질 등을 수거하고 면역세포의 이동을 돕는다. 한마디로 '운반·청소·순찰'이라는 림프의 3대 기능이 전신 건강을 유지하는 핵심이다.

림프는 혈액으로 다 처리할 수 없는 비교적 분자가 큰 물질들, 예를 들어 지용성 비타민, 일부 호르몬, 지방 대사산물, 단백질 대사물 등을 싣고 조직과 조직 사이를 순환하며 수십조 개의 세포에 필요한 균형을 조율한다. 혈액이 혈관이라는 고속도로에서 대형 트럭처럼 대량의 짐을 신속하게 운반한다면, 림프는 마치 골목 골목 집집마다 방문해 필요한 물품을 전달하고 쓰레기를 수거하는 정성스러운 배달원과 같다.

림프는 혈액 못지않게 생존에 필수적이다. 우리 몸에서 혈액이 부족하면 생명을 위협받듯, 림프 순환이 원활하지 않으면 노폐물이 쌓이고 면역 시스템이 무너진다. 림프 순환이 잘되면 산소, 영양소, 면역세포가 조직 구석구석까지 골고루 전달되어 회복력과 면역력이 높아진다. 동시에 체내 노폐물을 청소하는 기능도 수행하여 항상성을 유지시킨다. 반대로 림프 흐름이 나빠지면 혈액도 점점 탁해지고 체온과 대사 활성이 떨어져 효소가 비활성화되고 호르몬 생성이 저하된다. 영양 공급이 차단되고 산소 공급도 부족해지며, 세포들은 점점 쓰레기로 가득한 방에 갇힌 것처럼 질병으로 진행된다.

림프계는 림프관과 림프절로 구성된다. 림프관은 혈관처럼 림프를 실어 나르는 도로이고, 림프절은 림프액을 여과하고 면역반응을 활성화시키며 면역세포를 생성하는 면역의 거점이다. 림프는 혈관에서 빠져나온 혈장 성분 중 일부가 간질(interstitium) 조직을 거쳐 림프관으로 흡수되어 형성된다.

림프 순환은 노폐물 배출뿐 아니라 면역세포의 이동로로서 병원체와 싸우는 면역 활동을 담당한다. 이 과정은 주로 림프절에서 활발히 이루어지며, 이를 통해 감염병 예방과 면역 기억이 형성된다. 인체에서 림프는 그야말로 끈질긴 순찰자이자 훌륭한 청소부이며 정성스러운 배달원이라 할 수 있다. 림프가 특히 많이 분포하는 곳 중 하나가 장 주변이다. 대장 벽 주변에는 풍부한 림프조직이 자리 잡아 노폐물을 수거하고 배설을 도와준다. 장과 림프는 아주 밀접한 공생 관계로 연결되어 있어 장

인체의 림프관과 림프절

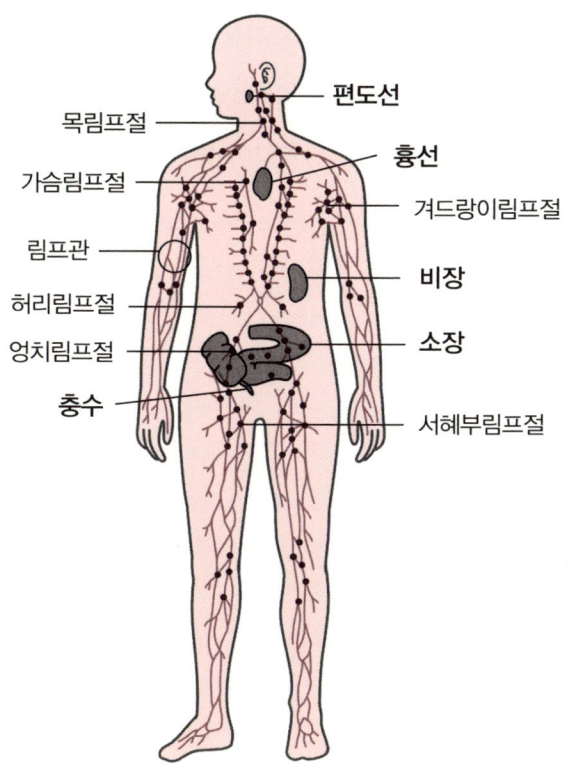

건강이 나쁘면 림프 순환도 탁해지고, 탁한 림프는 결국 전신 건강에 악영향을 준다.

한편, 인체에서 가장 큰 림프 기관이 바로 비장이다. 비장은 림프구가 밀집해 있는 말초 림프 기관으로, 혈액 속 병원체를 감시·제거하고, 수명을 다한 적혈구를 파괴한다. 위와 신장 뒤편에 위치하며, 혈액의 정화, 저장, 면역 방어라는 중요한 역할을 수행한다. 외상이나 사고로 비장이 파열되면 과다 출혈로 치명적일 수 있다. 비장은 노쇠한 적혈구를 파괴하고 새로 생성된 백혈구를 교육하는 면역기관이기도 하다. 비장 기능이 약하면 항체 생성이 어려워지므로 B형 간염 등에서 항체가 생성되지 않는 경우 간 기능 저하뿐 아니라 비장 기능 저하도 의심해볼 수 있다. 비장 기능이 회복되면 면역력이 회복되어 항체 생성도 정상화될 수 있다.

2강
우리 몸의 뿌리, 위와 장

식물이 성장하고 자라려면 뿌리에서 수분과 영양분 공급이 원활해야 하는 것처럼, 인체 역시 음식을 먹고 소화·흡수해서 혈액을 잘 만들고 오장육부에 산소와 영양분을 잘 공급해야 건강하게 살 수 있다. 인체에서 식물의 뿌리와 같은 역할을 하는 장기가 위와 장이다.

위와 장은
에너지 공급원

　식물에서 가장 중요한 것은 뿌리다. 뿌리가 있어야 줄기도 잎도 살아갈 수 있다. 잎이 광합성으로 에너지와 영양을 만들어내지만, 뿌리가 수분과 무기물질을 흡수하지 않으면 식물은 결국 생명을 유지할 수 없다. 결국 '수분과 영양을 공급하는 근원'이 뿌리이기에 식물의 생명은 뿌리에서 시작된다고 할 수 있다.

　인체도 마찬가지다. 인체를 식물에 비유하면, 에너지와 영양분은 음식이고 잎은 입이며 뿌리는 장이다. 입으로 섭취한 음식은 장에서 소화·흡수되어 온몸의 세포로 전달된다. 마치 식물의 뿌리가 땅속에 단단히 자리 잡아 생명활동을 유지하듯, 장은 인체의 중심에서 영양과 수분을 온몸으로 공급하는 핵심 기관이다. 장이 튼튼해야 세포에 충분한 영양이 공급되고, 전신의 기능이 원활해진다. 아무리 혈액 순환이 잘되어도 영양이 부족하면 세포는 제 기능을 유지할 수 없다. 마치 자동차의 공회전처럼, 엔진은 돌지만 앞으로 나아가지 못하는 것과 같다.

결국 우리가 먹는 음식물을 소화하고 흡수해 온몸에 전달하는 소화 시스템이 건강의 출발점이다. 바이러스에 의한 감염병을 제외하더라도, 많은 만성질환이 소화 기능 저하와 밀접한 관련이 있다. 또한 장은 면역 세포가 집중되어 있어 면역력 유지에도 중요한 역할을 한다. 충분한 영양이 안정적으로 공급될 때 우리 몸은 혈기왕성하고 면역도 강해진다. 반대로 소화·흡수 기능이 떨어지면 세포의 힘이 약해지고 질병에 쉽게 노출된다.

비록 지금 몸의 일부에 질병이 생겼다 하더라도, 세포에 충분한 영양이 꾸준히 공급되면 회복의 가능성은 열려 있다. 결국 대부분의 치료는 세포가 필요로 하는 영양과 에너지를 적절히 공급하여 스스로 치유할 수 있는 여건을 만들어주는 데 그 핵심이 있다.

건강의 기본은 영양소와 산소가 원활하게 순환하는 것이다. 이 순환은 소화·흡수 시스템이 제대로 작동할 때 비로소 가능하다. 소화 시스템이 안정되고 혈액 순환이 잘 이루어지면, 세포는 충분한 에너지와 영양을 공급받아 제 기능을 회복하고 면역력도 자연스럽게 강화된다. 결국 소화와 순환, 이 두 가지가 균형을 이루면 우리 몸은 스스로 건강을 유지하고 대부분의 질병에 맞설 수 있는 힘을 갖추게 된다.

위와 장이 망가지면 몸은 어떻게 변화할까?

그렇다면 위와 장으로 대표되는 인체의 소화 시스템이 망가지면 우리 몸에서는 어떤 일이 발생하는지를 살펴보자.

인체에는 두 가지 에너지가 있다. 하나는 '혈기'이고 또 다른 하나는 '화기'이다. 혈기는 매일 음식 섭취를 통해서 보충되는 에너지이고, 화기는 인체 곳곳에 이미 저장된 에너지이다. 소화 시스템이 원활이 작동되어 영양과 에너지가 충분히 공급되면 인체는 화기에 손을 대지 않고 혈기를 사용한다. 화기는 만일의 사태에 대비해서 비축을 해놓는다. 하지만 혈기가 다 떨어지면 우리 몸은 비상사태에 돌입해 그때부터는 화기를 사용한다. 그렇다고 화기를 막무가내로 꺼내 쓰는 건 아니다. 에너지 소비를 최소화하기 위해 '절약 모드'로 진입하게 된다.

인체의 비상사태, 절약 모드

절약 모드에 들어가면 인체는 에너지를 아끼기 위해 꼭 필요한 기능만 유지하고 덜 중요한 활동은 잠시 미루거나 줄이게 된다. 가정 경제를 위해 절약하는 동안에는 가급적 외식을 하지 않고, 의복비를 줄이고, 자동차나 명품 물건이 없다고 굶어죽는 것은 아니니 내다 팔아서 별도의 비용을 마련하듯 인체도 똑같다. 당장 그만두어도 생명 유지에 직접적인 영향을 주지 않는 활동을 먼저 줄인다.

그중 하나가 노폐물 배출 활동이다. 어느 정도 노폐물을 배출하지 않아도 생명에는 즉각적인 지장이 없기 때문이다. 하지만 전혀 영향이 없다고는 볼 수 없다. 노폐물을 배출하지 않으면 우선 피부가 호흡을 하지 않고 닫히게 된다. 호흡을 통해 노폐물을 배출하지 못하니 피부에 검버섯이 생기고 피하지방이 쌓이기 시작한다. 가장 흔한 예가 술을 많이 마신 다음날의 낯빛이다. 과음을 한 다음날에 얼굴을 보면 낯빛이 약간 거무튀튀하게 변해 있다. 그러다가 며칠 술을 마시지 않으면 낯빛이 원래대로 돌아온다. 이렇게 낯빛이 순간 순간 달라지는 것은 인체가 가장 먼저 줄이는 활동이 노폐물 배출이기 때문이다. 술을 많이 마셔서 몸이 비상사태에 돌입하면 제일 먼저 노폐물 배출을 줄이기에 낯빛이 검게 변했다가 술을 먹지 않고 체력을 회복하면 다시 피부 호흡을 시작해 금방 원래의 낯빛으로 돌아오는 것이다.

두 번째로 줄이는 활동은 횡경막과 왼쪽 신장 사이에 있는 비장의 활동이다. 비장은 혈액 속 세균과 늙어서 힘이 빠진 적혈구를 처리하는 역할을 한다. 그런 비장이 인체의 비상사태에서는 대량의 세균이나 심각한 질병에만 반응을 하고 가볍고 작은 세균이나 질병에는 반응을 하지 않는 식으로 활동을 줄이니 비장을 통과하는 혈액의 양도 줄어든다.

'바빠서 아플 틈도 없다'라는 말이 있는데, 의학적으로 이 말은 사실이다. 너무 바쁘게 생활을 해서 인체의 에너지가 떨어지면 비장은 자신의 활동을 줄여서 웬만한 질병에는 반응을 하지 않는다. 그러니 마치 겉으로는 아무런 병이 없는 것처럼 느껴지는 것이다. 하지만 중년이 넘어 은퇴를 하고 집에서 쉬게 되면 그제서야 여기저기 아픈 곳이 생긴다. 이는 비장이 다시 기력을 회복하고 적은 양의 세균이나 작은 질병에도 반응하면서 생기는 증상이라고 할 수 있다. 따라서 젊었을 때 무작정 열심히 일하고 바쁘게 사는 것만이 능사는 아닌 것이다.

인체가 절약 모드일 때 세 번째로 영향을 받는 곳은 간이다. 비장을 통과하는 혈액의 양이 줄어들면서 간에도 충분한 혈액이 공급되지 못한다. 이렇게 되면 담즙의 양이 줄어들고 간의 대사 기능이 떨어져서 피로감을 쉽게 느끼고 혈액은 정체되기 시작한다. 이어서 신장에도 여파가 있다. 신장은 혈액 속의 노폐물을 걸러내 오줌의 형태로 내보내는 역할을 하는 장기이다. 신장의 기능이 떨어지면 노폐물을 제대로 걸러내지 못해 혈액 속 노폐물이 축적되어 혈액을 탁하게 만드는 근본적 요인이 된다.

절약 모드가 지속되면 장기도 근육도 면역력도 손상된다

몸은 하루 빨리 절약 모드에서 탈피하고 싶어 하지만, 인체의 작동 원리를 잘 모르는 사람들은 이러한 경고를 무시하고 계속 무리해서 일을 하고 스트레스를 받는다. 그 영향으로 절약 모드가 장기화되면 우리 몸은 최후의 수단을 강구하게 된다. 혈기와 화기를 다 썼으니 근육에 있는 에너지를 사용하는 것이다. 근육을 분해해서 에너지를 꺼내 쓴다는 말이다. 말기암 환자를 보면 피골이 상접해 바싹 마른 경우가 많은데, 이것은 몸이 살아남기 위한 최후의 수단으로 스스로 근육까지 파괴하면서 에너지를 사용한다는 의미이다.

우리 몸이 최후의 수단을 강구하는 과정에서 인체에는 다양한 증상이 나타난다. 우선 감기, 알레르기, 고열 증상이 오래간다. 이런 증상들은 질병의 힘과 그 질병에 저항하는 힘이 엇비슷해서 그 어느 것도 인체를 완전히 장악하지 못한 상태라고 할 수 있다. 따라서 딱히 병이 난 것도 아니고 안 난 것도 아닌 상태가 된다. 감기에 한번 걸리면 잘 낫지 않는 것도 바로 이런 이유에서다. 또 항상 피곤하고 쉬고 싶다는 생각이 계속 든다. 만성피로 상태다. 장기의 에너지를 꺼내 쓰다 보니 몸은 에너지 고갈 상태가 이어져 끊임없이 '쉬고 싶다'는 생각을 하게 되는 것이다.

이런 상태가 지속되면 체내 장기들이 서서히 망가지게 된다. 물론 겉으로는 멀쩡해 보이지만 몸속에서는 장기가 손상되는 과정이라고 할 수 있다. 과음을 한 다음날 아침에 젊은이들보다 빨리 일어나 일에 몰두하는 중년들의 경우 스스로를 강골이라고 착각하겠지만 사실은 속으로 골병이 들어가는 상태다. 급한 대로 장기의 에너지를 꺼내 쓰고 있으니 겉으로는 멀쩡해 보이는 것이다.

질병이 난 상태보다 정작 주의해야 할 상태가 바로 이런 경우다. 이런 사람들일수록 어떤 증상이 느껴질 때마다 약을 먹는 경우가 많은데, 약은 증상을 억누를 뿐 질병의 원인을 해결해주지는 못하기 때문이다. 병이 나면 쉴 수나 있지, 가끔 증상만 나타나는 상태라면 스스로 쉬어야 한다는 생각을 하지 못하는 경우가 많다. 이런 상태를 방치하면 결국 큰 병으로 이어질 수 있다.

모든 문제의 출발점을 다시 짚어보자. 무엇이 문제인가? 바로 인체의 '절약 모드'다. 인체의 절약 모드는 소화 시스템의 불충분한 작동에서 비롯된다. 영양과 에너지를 충분히 공급해야 하는 소화 시스템이 고장 나 제 역할을 못 하니 인체는 스스로 절약 모드로 전환하는 것이다.

한 가지 더 살펴보아야 할 것은 소화 시스템과 면역력의 상관관계다. 얼핏 '소화랑 면역이랑 무슨 상관이야?'라는 생각이 들 수도 있겠지만 한번 따져보자.

우리 몸의 면역력에서 가장 중요한 역할을 하는 것은 백혈구다. 백혈구가 염증을 없애고 외부에서 침투해 들어온 세균들과 싸우기 때문이다. 그런데 백혈구가 강력한 힘을 가지려면 영양이 필수다. 백혈구가 세포 곳곳까지 전달되기 위해서는 탄수화물과 단백질, 지방 등의 영양분이 잘게 소화되어 에너지원으로 들어와야 한다. 그런데 인체가 아무리 좋은 음식을 먹어도 소화 시스템이 제대로 작동하지 못해 영양을 충분히 흡수하지 못하면 혈액 속 면역세포 기능이 약해지고 백혈구는 힘을 쓰지 못해서 면역력까지 약해진다. 즉 소화 시스템의 원활한 작동은 면역력을 강화하는 원천이다.

음식 섭취부터 소화까지, 어떤 기관들이 관여할까?

인체의 소화 시스템은 음식을 먹고 소화시켜 영양분을 흡수하고, 남은 음식물 찌꺼기는 배출하는 전 과정을 의미한다. 여기에서는 음식 섭취부터 소화까지의 과정을 살펴보자.

침샘과 식도

입은 음식을 씹는 저작 기능과 살균 작용, 소화 작용이 일어나는 곳이다. 특히 침은 살균과 소화 작용이 탁월하다. 침은 하루에 1ℓ 정도 분비되며, 침샘(귀밑샘, 턱밑샘, 혀밑샘)에서 만들어진다. 침 성분의 99%는 수분이고, 나머지는 위 벽을 보호하는 점액성 물질인 뮤신, 아밀라이제 같은 소화효소, 나트륨 등의 전해질, 면역물질 등으로 구성되어 있고, 침의 산도는 pH 6~7 정도로 약산성에서 중성에 가깝다.

입에서 나오는 침의 성분 중에는 탄수화물을 포도당으로 전환시키는 아밀라아제 소화효소가 있고, 항바이러스·항균 작용을 하는 락토페린,

면역력을 높이는 면역글로불린A(IgA), 뼈와 치아의 조직을 튼튼하게 하고 신경세포의 복구와 신경 기능을 회복시켜 노화를 방지하는 파로틴 등이 있다. 노화가 진행되면 침이 잘 안 나오는데, 침 분비량이 적으면 음식물을 씹고 삼키고 소화하는 데 어려움을 겪게 되어 국물과 찌개 등을 선호하게 된다.

기도 안쪽에 있는 식도는 인두와 위 사이의 소화기관으로 수축과 이완을 통해 음식물을 위 안으로 이동시킨다. 식도에서 위로 들어가는 초입에는 분문(하부식도 괄약근)이 있는데, 음식물이 저작되어 위로 들어가면 분문이 닫히면서 위산으로 범벅이 된 음식물이 식도로 역류하는 것을 막아준다. 만약 분문이 노화, 위염, 위산 분비 과다, 혈류 장애 등으로 약해지고 탄력이 떨어지면 위산 범벅의 음식물이 식도로 역류해 식도가 위산에 의해 손상되고 염증이 유발되어 역류성 식도염 증상이 나타난다. 위에서 소화 과정을 거친 음식물은 소장으로 이동하는데, 이때 유문 괄약근을 통과하게 된다.

위

입에서 씹혀 삼켜진 음식물은 식도를 통과해 위로 보내진다. 위는 근육으로 이루어져 있으며, 음식을 위액과 섞어 잘게 부수고 섞는 연동작용을 한다. 또한 단백질 분해 효소인 펩신으로 단백질을 분해하는 화학적인 소화 과정을 동시에 거친다.

위 벽은 다섯 겹으로 되어 있으며, 위의 용량은 대략 1,300cc이다. 주로 단백질을 분해하는 위액을 위의 벽세포에서 하루에 1.5~2.5ℓ 정도

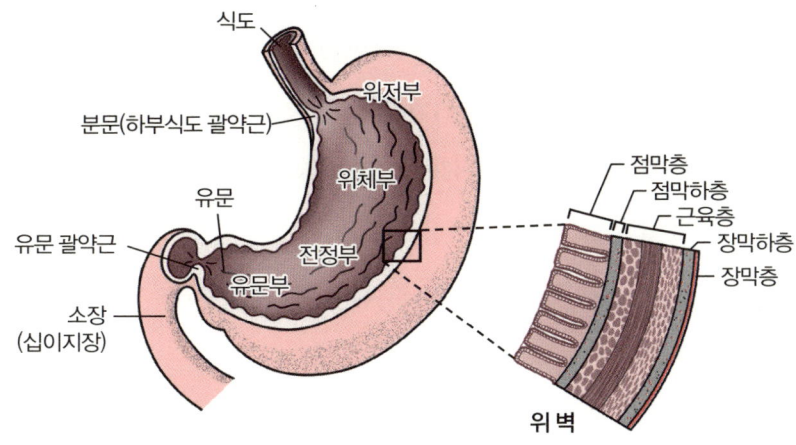

분비한다. 위액 속의 염산은 음식물 속 대부분의 세균이나 기생충을 사멸시키는 살균 작용을 한다. 위액에는 염산, 펩시노겐, 위 벽을 보호하는 뮤신 등이 포함되어 있다. 펩시노겐은 염산과 만나 펩신으로 활성화되고, 펩신은 펩톤(폴리펩타이드)으로 분해하는 첫 단계를 담당한다. 이후 소장으로 넘어가면서 트립신, 키모트립신, 펩티다아제 등의 효소가 단백질을 최종적으로 아미노산으로 분해한다. 위에서는 약간의 알코올과 탄산만 흡수되고, 수분은 거의 흡수되지 않는다. 위에서는 위액 분비를 조절하는 가스트린 호르몬과 식욕을 촉진하는 공복 호르몬 그렐린을 분비한다.

 음식물이 위에 머무르는 시간은 일반 식사의 경우에는 2~3시간 정도인데 고지방 음식, 육류, 튀김류는 4~5시간 이상 머물 수도 있다. 음식물이 위에 머무르는 시간이 길면 강한 산성의 위액이 많이 분비되기에 위 점막에 심한 자극이 가해질 수 있다. 현미채식은 소화되기까지 위산을 적당히 필요로 하지만 햄버거, 튀김, 빵, 라면 등의 인스턴트식품은 소화되기까지 위산 분비를 더 자극하는 음식이라 위염 등의 질환을 유발할 가능성이 크다. 따라서 위염 등으로 속이 쓰리면 약(위산저하제)부터 찾을 게 아니라 식사를 현미채식 중심으로 하거나 소화가 잘되는 음식을 먹으면 금방 좋아진다.

위에서 소화된 음식물은 소장으로 이동하여 더 정밀한 소화와 영양 흡수가 이루어진다.

위가 건강하지 않을 때 생기는 일들

위가 건강하지 않으면 아래와 같은 다양한 질병이 발생할 수 있다.

소화성 궤양

위와 소장의 점막에 생기는 궤양으로, 주로 헬리코박터파일로리균 감염이나 비스테로이드성 항염증제(NSAIDs) 복용으로 발생한다고 알려져 있다. 그러나 헬리코박터파일로리균을 보유한 사람들이 많고, 이 균이 있다고 해서 무조건 염증이 생기는 게 아니라 개인의 면역 상태, 생활습관, 유전적 소인 등에 따라 발병 여부가 결정되므로 위산 분비를 자극하고 위 점막을 자극해서 결국 궤양을 발생시킬 가능성이 높은 야식과 폭식, 자극적인 음식 섭취를 자제하는 등 식생활을 개선하는 것이 좋다.

위염

위 점막에 염증이 생긴 상태를 말하며 스트레스, 약물, 세균 감염, 알레르기 등으로 인해 발생할 수 있다. 우리는 보통 속쓰림이나 소화불량, 윗배 통증 등의 증상을 위염이라고 생각하지만, 의사는 내시경으로 위궤양, 식도염 등이 발견되지 않았음에도 환자가 불편감을 호소하는 경우 신경성(기능성) 위염 혹은 비궤양성 소화불량이라고 진단한다.

위식도 역류성 질환

식도와 위의 출입문 역할을 하는 분문이 잘 닫히지 않아 위산 범벅의 음식물이 식도로 역류되는 질환이다. 통증, 속쓰림, 목으로 음식물이 올라오는 느낌 같은 역류 증상 등을 일으킨다.

위암

위암이란 위에 생기는 암을 두루 이르는 말이다. 위암의 대부분은 위선암이다. 이외에 드물게 위의 림프 조직에서 발생하는 림프종, 상피조직이 아닌 조직에서 발생하는 육종 등이 있다. 위선암은 위 점막의 상피세포에서 발생한다. 위선암이 커지면 위 벽을 침범하여 위 주변 림프절에 전이될 수 있고, 더 진행되면 부근 장기로 확산될 수 있다. 위암은 조기 발견이 중요하며, 치료와 예후는 암의 단계에 따라 달라진다.

위 마비

위의 운동 기능이 저하되어 음식물이 위에 오래 머무르고, 소화장애와 복부 불편감을 유발하는 질환이다. 음식물이 제대로 내려가지 않아 속이 더부룩하고 쉽게 포만감을 느끼거나 메스꺼움, 복부팽만, 구토 증상이 나타날 수 있다. 원인은 다양하다. 당뇨병으로 인한 신경 손상, 자율신경계 이상, 일부 약물의 부작용, 위 수술 후 신경 손상, 혹은 특별한 원인을 찾을 수 없는 경우도 있다. 위 마비는 위 근육의 연동운동이 저하되면서 음식물의 배출이 지연되는 것이 핵심이다. 한편, 한의학에서는 위장에 노폐물이 쌓여 기능이 저하된 상태를 '담적'이라고 부른다.

위 폴립

위 점막에 비정상적으로 생기는 혹이나 돌출된 조직을 말한다. 대부분의 위 폴립은 양성이지만, 일부 종류는 시간이 지나면서 암으로 발전할 가능성이 있어 주의가 필요하다. 폴립이 생기는 원인은 다양하다. 만성 위염이나 헬리코박터파일로리균 감염, 위산 분비 변화, 장기간의 제산제 사용 등이 위 점막의 세포 성장 조절에 영향을 미쳐 폴립 형성에 관여할 수 있다. 흔히 장의 폴립처럼 '더러워서 생긴다'고 단순히 생각할 수 있지만, 위 폴립은 주로 만성 염증과 세포 증식의 균형 이상에서 비롯된다.

위장의 건강 상태를 나타내는 주요 지표

- **소화효소 분비 기능 계수** : 음식물을 분해하는 위 소화효소의 분비 상태를 나타낸다. 펩신은 단백질을 분해하는 주요 효소로, 산성 환경에서 활발히 작용한다.

- **연동운동 기능 계수** : 음식물을 물리적으로 소화시키는 위의 운동 능력을 보여주며, 기능이 저하되면 소화불량이나 만성 위장 장애로 이어질 수 있다.

- **점막 보호 기능 계수** : 위 점막의 건강 상태를 나타낸다. 위는 위산과 효소로 소화하지만, 동시에 위산으로부터 점막을 보호하기 위해 점액을 분비한다. 잘못된 식습관은 이 점막을 손상시켜 염증을 유발할 수 있다.

위 건강은
이렇게 개선하자

위에 생기는 질병들은 그 원인과 증상에 따라 진단과 치료법이 달라지지만 규칙적인 식사, 현미채식, 적절한 물 섭취, 영양소 보충 등의 생활습관 개선을 하면 위 건강 회복에 큰 도움이 된다.

식이섬유 섭취하기

식이섬유는 소화 과정을 원활하게 도와주며, 변비 예방에도 효과적이다. 과일, 채소, 곡류, 견과류 등이 좋은 식이섬유 공급원이다.

프로바이오틱스 섭취하기

위 속의 헬리코박터파일로리균 등은 미생물 생태계가 좋지 않을 때 확산된다. 프로바이오틱스는 위와 장에 유익한 세균의 성장을 촉진시켜 장내 미생물 생태계를 건강하게 유지하는 데 도움이 된다. 요구르트, 김치, 캐피어 등의 발효식품이나 프로바이오틱스 보충제를 활용할 수 있다. 유산균은 위산이나 담즙에 약하므로 이에 강한 유산균주가 들어 있는 제품을 선택하는 것이 좋다.

물은 적절히, 자극적인 음식은 최소로 섭취하기

적절한 물 섭취는 소화 과정이 원활하도록 도와주며, 변비 예방에도 효과적이다. 미네랄이 풍부하게 들어 있는 물을 공복에 조금씩 마셔주면 위에 가해지는 부담을 줄일 수 있다. 다만, 식사 중에는 너무 많이 마시면 좋지 않으니 적절히 마시는 게 좋다. 너무 차거나 뜨거운 물, 찬 음식, 뜨거운 음식, 달거나 짜거나 매운 자극적인 음식 등은 위 점막을 손상시키니 삼가는 것이 좋다.

균형 잡힌 식단 유지하기

영양소가 풍부하게 골고루 들어 있는, 다양한 음식으로 구성된 균형 잡힌 식단을 유지하는 것이 중요하다. 현미채식에 생선이나 해조류가 가미되면 좋다.

천천히 식사하기

급하게 식사를 하면 공기를 함께 삼켜 소화불량이 유발될 수 있고, 충분히 씹어 식사를 하면 소화를 원활하게 도울 수 있다. 보통 식사 시간은 20분 이상 여유를 갖는 것이 좋다.

항생제, 카페인, 알코올은 섭취 제한하기

몸속 미생물 생태계가 깨져 있으면 영양소 흡수가 어려운데 위와 장이 특히 예민하다. 항생제 오남용은 미생물 생태계를 파괴하기에 조심해야 한다. 카페인과 알코올은 위산 분비를 자극하고 위 점막을 손상시켜 소화 기능을 방해하므로 섭취량을 줄이거나 제한하는 것이 좋다. 위는 따스해야 소화액도 위액도 분비가 잘된다.

충분히 휴식하기

스트레스는 위 기능을 저하시킬 수 있으므로 충분한 휴식과 스트레스 관리가 필요하다. 위에는 신경세포가 많이 분포되어 있어 신경 쓸 일이 많아지면 공복에도 위액이 많이 분비되므로 위염 등에 자주 노출될 수 있다.

영양소 보충하기

- **아미노산**: 단백질의 구성요소로, 단백질 섭취가 충분해야 위 점막에 필요한 아미노산이 공급된다. 단백질이 풍부한 식물성 단백질 식품으로 섭취하는 게 좋다.
- **비타민A, 비타민C, 비타민E**: 항산화 작용을 통해 위 점막을 보호하고 염증을 줄여준다. 시트러스 과일, 채소, 견과류 등을 먹는 것이 좋다. 비타민A는 카로티노이드 형태로 먹는 것이 안전하다. 카로티노이드는 지용성이며, 과잉 섭취에 대한 염려가 없고, 필요시 비타민A로

전환되어 점막을 보호한다.
- **아연** : 소화효소를 활성화시켜 소화 기능을 개선하고 면역체계를 강화한다. 해산물, 씨앗류, 견과류, 콩류로 섭취하는 게 좋다.
- **비타민B군, 효모와 천일염** : 소화력이 약한 사람이나 위가 차 자주 체하는 사람은 비타민B군과 효소 보충이 도움이 될 수 있다. 특히 효모 식품은 비타민B군을 풍부하게 함유하고 있어 소화 효소의 기능을 지원하고 에너지 대사를 원활하게 돕는다. 위산(HCl)을 만들기 위해서는 체내 염소 이온이 필요하며, 소량의 염분 섭취는 이 과정에 기여할 수 있다. 특히 천일염은 자연 그대로의 방식으로 만들어져서 정제염보다 염화나트륨이 상대적으로 적고 칼슘, 마그네슘, 철분 등의 미네랄이 함유되어 있어 적정량 섭취하면 위 건강에 간접적으로 도움이 될 수 있다. 참고로 세계보건기구(WHO)의 소금 섭취 권장량은 성인의 경우 1일 5g(약 1티스푼)이다. 단, 염분의 과잉 섭취는 오히려 건강에 해롭기 때문에 주의가 필요하다.

소장은 어떤 일을 할까?

위에서 어느 정도 소화된 음식물은 소장으로 이동한다. 소장의 길이는 약 7m이며, 십이지장·공장·회장으로 구분된다. 소장에서는 음식물이 7~8시간 머물며 본격적인 소화와 흡수를 거쳐 연동운동에 의해 대장으로 이동한다. 소장에는 영양분을 흡수하는 융모라는 수많은 작은 돌기와 점막 속에 돔 형태로 자리한 면역조직 파이엘판으로 구성되어 있다.

소장에서 이루어지는 소화 작용

소장으로 이동한 음식물은 소장의 소화 작용을 통해 탄수화물은 포도당으로, 단백질은 아미노산으로, 지방은 글리세롤과 지방산으로 최종 분해된다. 이들 최종산물은 소장의 벽에 빼곡히 나 있는 융모를 통해 흡수된다. 융모는 한 겹의 세포층으로 이루어져 있으며, 세포층은 모세혈관과 림프관이 복잡하게 얽혀 있다. 융모마다 림프관이 1~3개씩 들어 있으며, 확장된 상태에서는 모세혈관보다 굵고 내벽은 내피세포로 덮여 있다. 융모 속 림프관을 암죽관이라고도 하는데, 장 벽에서 흡수된 지방을 함유한 뿌연 림프액이 흐르고 있어 이런 이름이 붙었다. 융모는 소화·흡수만 담당하는 것이 아니라, 융모 표면에 있는 수억 개의 상피세포들이 항균물질과 점액을 분비해 유해 세균의 장내 침입을 막고, 면역반응을 적절히 조절하여 장 건강과 면역 균형을 유지하는 데 중요한 역할을 한다.

소장에서 영양소가 흡수되는 과정

위를 거쳐 소장으로 들어간 음식물은 크게 물에 녹는 수용성 영양소와 지용성 영양소로 나뉘어 흡수된다. 포도당, 아미노산, 수용성 비타민·미네랄 등의 수용성 영양소는 소장 융모의 모세혈관으로 흡수되어 간문맥을 타고 간으로 이동한다. 간에서는 이들 영양소 내 독성물질을 해독하고 분류하여 일부는 저장하고 나머지는 심장을 거쳐 혈류를 통해 온몸으로 공급된다.

반면 입자가 큰 지방산과 글리세롤, 지용성 비타민 등은 모세혈관이 아닌 림프관(암죽관)으로 흡수된다. 암죽관은 소장의 융모에만 존재하는 가느다란 림프관으로 여기서 흡수되는 지방 성분은 림프계를 거쳐 쇄골하정맥과 상대정맥을 차례로 지나 심장으로 보내져 혈액을 타고 온몸으로 순환된다.

소장의 내벽에는 장내 감각세포가 있어서 음식물의 영양소와 화학성분을 감지하고 호르몬을 분비하여 췌장, 간, 담낭(쓸개) 등 소화기관에

영양소의 흡수와 저장 과정

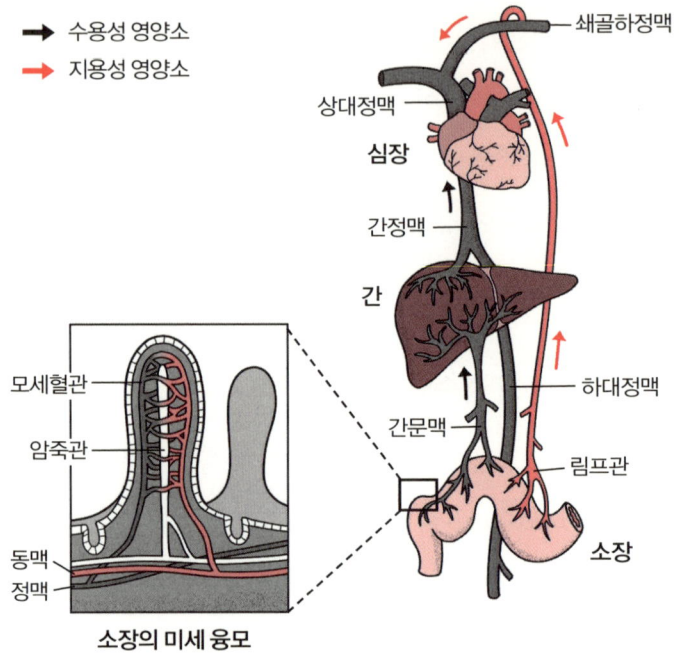

음식물의 정보를 보내 적절한 소화액 분비와 연동운동을 조절한다. 대략 10종의 감각세포가 여러 가지 화학성분에 반응하는데, 예를 들어 단백질 음식이 들어오면 췌장의 단백질 분해효소를 분비시키고, 지방질 음식이 들어오면 담낭에서 담즙(쓸개즙)을 분비시키고, 유해성분이 감지되면 방어 기전이 작동해 수분을 많이 분비하여 설사를 유발하거나, 독성이 강한 음식일 경우 구토반사를 유도하기도 한다. 이러한 복잡한 과정은 소장의 신경계가 뇌의 직접적인 지시 없이 독립적으로 조절하는 놀라운 자율조절 시스템에 의해 이루어진다.

소장에서 이루어지는 면역 작용

소장은 또 우리 몸에서 가장 큰 면역 기능을 담당하는데, 주로 파이엘판이 역할을 한다. 파이엘판은 면역세포의 집합소로 나쁜 바이러스나 세균, 이물질을 처리한다. 파이엘판은 분자가 큰 항원성 단백질이나 이물질이 통과할 수 있다. 파이엘판에서 활성화된 면역세포들은 혈관을 타고 전신으로 이동하며 전투를 벌인다.

소장 점막을 구성하고 있는 융모세포는 조직이 아주 치밀해 필요한 영양소만 선택적으로 통과시키는데 스트레스, 약물, 잘못된 식습관 등에 의해 장 점막이 손상되면 장누수가 생겨 그 미세한 틈으로 소화가 덜 된 음식물 찌꺼기나 유해물질, 유해한 세균이나 바이러스 등이 유입되고 이로 인해 면역반응이 일어난다. 이때 장누수 틈으로 대량의 독소가 들어오면 과도한 면역반응이 촉발되고 알레르기 반응 및 간 해독 작용에도 부담이 커지고, 노폐물 축적이 심화되어 전신 대사에 악영향을 미쳐 질병으로 연결된다. 즉 소장과 대장에서 소화된 음식물을 어떻게 안전하게 흡수 처리하느냐가 전신 건강의 균형을 결정짓는 핵심이라고 할 수 있다.

이외에 소장의 소화 및 영양 흡수 기능을 정리하면 아래와 같다.

- **소화효소 및 소화액 분비** : 소장액을 분비하여 음식물의 소화에 필요한 소화효소(말타아제, 락타아제, 펩티디아제 등)와 소화액을 만든다.
- **영양소 흡수** : 소화 과정을 통해 생성된 포도당, 아미노산, 지방산, 비

타민, 미네랄 등의 영양소를 흡수하여 혈류로 전달함으로써 온몸의 세포가 필요한 영양을 흡수하도록 돕는다.

- **수분 흡수**: 음식물 속에 있는 수분을 체내로 흡수하여 체액의 균형을 유지하고 원활한 소화 및 면역력 시스템의 안정성 유지를 돕는다.
- **장내 미생물 균형 유지**: 소장에는 비교적 적은 수의 유익한 미생물이 존재하며, 이들은 외부에서 들어오는 병원성 미생물의 침입을 억제하는 데 도움을 준다. 소장 점막은 이러한 미생물 균형을 조절하며, 면역세포가 집중적으로 분포해 장 점막 방어벽을 유지한다. 만약 소장 점막이 손상되어 장누수가 발생하면 소화되지 않은 항원성 물질과 독소가 혈류로 유입되어 면역계 과활성화, 염증, 알레르기 및 각종 질환을 유발할 수 있다.

소장의 건강 상태를 나타내는 주요 지표

- **소장 연동**: 소장의 연동 능력은 소화물과 소화액의 충분한 혼합으로 체내 흡수를 촉진하고 음식 찌꺼기를 밀어낸다. 또한 혈액 순환과 림프 순환을 촉진한다. 소장 연동이 안 되면 림프가 탁해져서 면역력이 약해진다.

- **소장 흡수**: 영양소의 흡수는 소장에서 대부분 일어난다. 포도당과 아미노산은 소장 내 융모의 모세혈관을 통해서, 지방은 림프관을 통해서 흡수되는데 소장 점막이 훼손되면 독소와 노폐물이 유입되어 혈액이 탁해진다.

소장이 건강하지 않을 때 생기는 일들

소장이 건강하지 않을 때 발생할 수 있는 주요 질병은 아래와 같다.

염증성 장질환

대장 내막에 염증이 발생하는 질병으로는 대장염과 크론병이 대표적이다. 이러한 염증성 장질환은 소장과 대장 점막의 면역반응이 과도하게 활성화되어 발생하는 만성 염증성 질환으로 알려져 있으며, 병원에서는 항생제나 면역억제제 같은 약물로 치료한다. 하지만 약물을 쓸 때만 일시적으로 증상이 가라앉을 뿐 잘 낫지 않고 계속 재발을 한다. 인스턴트식품, 육류, 유제품을 자주 먹을 경우에 많이 생기며, 현미채식을 기본으로 식사를 하고 몸에 맞는 유산균과 식이섬유를 충분히 섭취하면 장내 미생물 균형이 개선되고 염증 완화에 도움이 된다.

소장궤양

소장궤양은 소장 점막이 손상되어 궤양이 생긴 상태를 말한다. 주로 소장의 앞부분인 십이지장에서 가장 많이 발생하며, 위에서 넘어온 강한 위산과 소화효소의 자극이 궤양 발생의 주요 원인이다. 특히 위산이 과도하게 유입되거나 중화가 충분히 이루어지지 않을 때 소장 점막이 손상되어 염증과 출혈을 유발할 수 있다.

의학적으로는 위산억제제나 헬리코박터파일로리균의 제균 치료 등 약물 치료가 기본이지만, 식습관을 개선하고 체질에 맞는 유산균과 충분한 식이섬유를 섭취하면 장내 환경을 개선하고 소장 점막 회복에 보조적인 도움이 된다.

소장 이상균 증식증

소장 이상균 증식증은 소장 내에 정상보다 많은 수의 세균이 증식하여 소화기 증상을 유발하는 질환이다. 소장은 일반적으로 대장보다 세균 수가 훨씬 적어야 정상인데, 이 균형이 깨지면 소화불량, 복부팽만, 가스, 설사, 영양소 흡수장애 등이 나타날 수 있다.

소장 이상균 증식증은 위산 저하, 장운동 저하, 항생제 남용, 장 점막 손상 등 여러 요인이 복합적으로 작용하여 발생한다. 식습관도 영향을 미치는데, 특히 당류와 정제탄수화물의 과잉 섭취는 소장 내 이상균 증식을 악화시킬 수 있다. 현미채식 중심의 식사, 체질에 맞는 유산균과 충분한 식이섬유 섭취는 장내 미생물 균형을 회복하는 데 도움이 될 수 있다.

소장 건강은 이렇게 개선하자

소장은 음식물을 소화하고 영양분을 흡수하여 우리 몸이 건강을 유지할 수 있도록 도와주는 소중한 장기이다. 소장의 상태를 유지하거나 개선하려면 식습관과 생활습관을 함께 신경 써야 한다.

식이섬유 섭취하기

식이섬유는 소장의 연동운동을 촉진하고 변비를 예방하는 데 도움이 된다. 또한 식이섬유(프로바이오틱스 성분)는 장내 유익균의 먹이가 되어 장내 미생물 균형을 유지하는 데 핵심적인 영향을 미친다. 곡물, 과일, 채소, 해조류, 견과류 등에 식이섬유가 풍부하다.

식이섬유는 체질에 맞게 쓰면 효과를 보지만, 체질에 맞게 쓰지 않으면 오히려 변비를 유발하거나 악화시킬 수 있으니 주의해서 선택해야 한다. 장이 찬 냉성 체질은 열감을 올려주는 곡류 등의 불용성 식이섬유가 좋고, 장이 뜨거운 열성 체질은 열감을 내려주는 수용성 식이섬유가 좋다. 불용성 식이섬유는 물에 잘 녹지 않고 물을 흡수해 부피를 늘리는 성질이 있고, 수용성 식이섬유는 물에 잘 녹고 장내에서 젤리처럼 점성을 띠며 부풀어 소화 과정을 느리게 하는 성질을 가지고 있다.

프로바이오틱스 섭취하기

프로바이오틱스는 소장 내 유익균을 증가시켜 소화가 원활해지도록 돕는다. 요구르트, 발효식품, 프로바이오틱스 보충제 등이 좋은데, 대변을 분석하여 자기 몸에 맞는 개인 맞춤형 유산균을 섭취하는 게 가장 좋다. 그렇지 않다면 위산이나 담즙에서도 생존하고 장 벽에 붙어 사는 균주 유래의 유산균 제제가 좋다.

충분한 수분 섭취하기

충분한 수분 섭취는 소장 기능 개선에 도움이 된다. 물을 비롯해 체중에 맞는 양의 수분을 꾸준히 섭취하는 것이 중요하다. 체질적 특성에 따라 수분 필요량에 차이가 있을 수 있다. 장이 찬 냉성 체질은 수분이 덜 필요하고, 장이 뜨거운 열성 체질은 수분을 더 필요로 한다. 일반적으로는 체중(kg)에 30(㎖)을 곱한 것이 1일 필요 수분량이라고 한다. 예를 들어 체중이 60kg이면 하루에 1.8ℓ의 물이 필요하다고 본다.

건강한 지방 섭취하기

소장은 지방 흡수에 중요한 역할을 한다. 하지만 건강한 지방을 선택하는 것이 중요하다. 식물성 기름, 어유, 견과류 등이 건강한 지방이다.

오메가-3의 경우 가급적 양질의 어유에서 추출한 것이 좋다.

균형 잡힌 식단 유지하기

영양을 균형 있게 섭취하는 것이 소장의 기능을 개선하는 데 도움이 된다. 특히 백미보다는 현미가 좋다. 현미에는 백미보다 식이섬유, 비타민, 미네랄이 몇 배 더 많이 들어 있다. 입에서는 약간 거칠 수 있으나 장 건강 유지, 혈당 조절, 장내 미생물 환경 개선에 유리하다. 신선한 과일, 채소, 단백질, 통곡물, 건강한 지방 등을 포함한 다양한 식품을 고르게 섭취하는 게 좋다.

대장은 어떤 일을 할까?

대장은 길이가 1.5m 정도나 된다. 소장의 회맹판을 경계로 맹장, 결장, 직장으로 구분된다. 주로 육식을 해온 서양인은 대장의 길이가 짧은 편이고, 주로 채식을 해온 동양인은 대장의 길이가 긴 편이라고 한다.

대장의 구조와 기능

대장은 소장을 거친 음식 찌꺼기들을 장내 미생물에 의해 분해시키며, 수분을 흡수하고, 소화되지 않는 음식물을 임시 저장하고 배설하는 역할을 한다. 대장에서의 흡수 작용은 나트륨이온에 의해 이루어지므로 소금 섭취량이 부족하면 무른 변 또는 설사가 생길 수 있으며, 체질적으로 장이 냉한 경우 수분 흡수력이 떨어져서 변이 묽어질 수도 있다.

대장은 소화의 마지막 단계로 수분과 그동안 흡수되지 못한 영양분을 흡수하고, 소화가 끝난 후 남은 노폐물을 처리하는 역할을 한다. 그렇기에 대장이 지저분하고 독소로 차 있으면 온갖 질병에 노출되기 쉽다.

대장은 크게 결장과 직장으로 나뉜다. 결장은 다시 맹장, 상행결장, 횡행결장, 하행결장, S상결장으로 나뉜다. 각 부분은 소화된 음식물을 처리하는 데 필요한 기능을 수행한다.

맹장은 대장의 시작 부분으로, 소화·흡수가 끝난 음식물에 남은 수분과 염분을 흡수하고 점액과 음식물 찌꺼기를 섞는 역할을 한다. 맹장과 이어지는 결장은 상행결장, 횡행결장, 하행결장, S상결장으로 구분되며, 소화 과정에서 남은 수분과 장내 세균이 생성하는 비타민K와 일부 비타민B군을 흡수한다. S상결장은 직장과 연결되어 있으며, 대변을 저장하고 배출할 준비를 한다.

직장은 S상결장과 항문 사이에 위치한 좁은 관이다. 대장의 마지막 부분이며, 대변을 저장하고 체외로 배출하는 역할을 하기에 용종이 생길 확률이 높고 암도 많이 발생한다. 참고로, 용종은 장내 독소, 염증, 장내 미생물 이상, 만성 자극으로 생기므로 현미채식 중심의 식사를 하고 디톡스 등으로 장을 깨끗이 하면 용종과 암의 예방과 재발 방지에 도움이 될 수 있다. 용종과 암을 수술로 없앤다고 해서 장내 독소까지 사라지는 건 아니므로 기존의 잘못된 식습관을 반복하면 용종과 암이 재발할 수밖에 없다.

장내 세균과 면역 기능

대장은 면역체계의 일부로서 다양한 세균과 상호작용하여 면역 기능을 강화한다. 소장은 림프에 들어 있는 면역세포에 의해 세균을 방어하지만, 대장은 소화 과정에서 박테리아와 다른 미생물과의 접촉을 통해

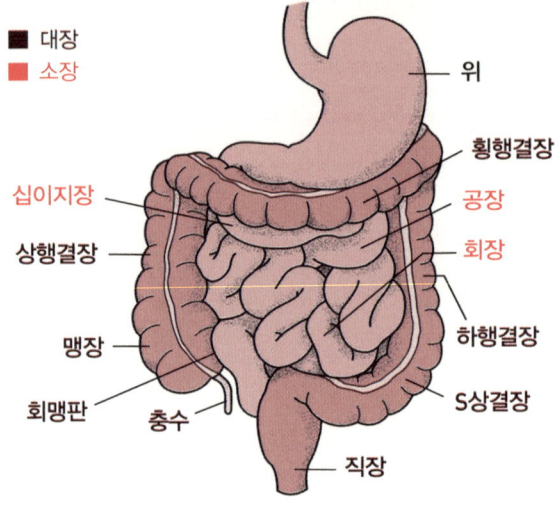

면역체계를 강화하고 감염과 질병으로부터 몸을 보호한다.

대장에는 인체의 미생물 중 90% 이상인 38조 개가 존재한다. 이 미생물들의 발효와 분해 과정을 통해 인체의 유익한 물질들, 예를 들어 특정 비타민이나 단쇄지방산 등이 생산되어 흡수되기도 하며, 탄산가스·수소·메탄·아민이나 찌꺼기들을 대변으로 내보내기도 한다.

장내 미생물에는 몸에 유익한 역할을 하는 유익균과 몸에 해로운 역할을 하는 유해균, 이도저도 아닌 중간균이 있다. 가장 이상적인 장내 환경은 유익균이 30%, 유해균이 5~10%, 중간균이 60~65%일 때라고 하는데, 최근의 연구에서는 장내 미생물의 다양성과 균형이 유지되는 장이 건강한 장이라고 밝히고 있다.

장내 미생물의 균형이 깨지면 대장 질환이 발생하는데, 대장용종도 그중 하나이다. 유해균의 비율이 높아지면 장내는 독소로 뒤덮이고 장 점막이 훼손되면서 용종이 발생하는데, 장내 환경을 개선하는 유산균과 식이섬유, 내 몸에 맞는 영양소를 섭취하고 현미채식 중심으로 식사를 하면 용종 및 암을 예방하고 재발을 방지할 수 있다. 수술은 임시방편일 뿐이다. 수술한다고 장내 독소가 없어지는 건 아니기 때문이다.

요약하면, 대장은 소화 과정에서 남은 수분과 염분, 일부 비타민과 단쇄지방산 등을 흡수하고, 대변을 저장하고 배출하며, 장내 미생물과 함께 면역체계의 중심축으로 작용한다. 최근 마이크로바이옴 연구에 의하면, 대장 내 미생물의 대사산물이 전신 건강에 절대적인 영향을 준다고 하니 과학이 밝혀내지 못한 영양분이 가장 많이 흡수되는 장기가 대장임을 알 수 있다.

마이크로바이옴이 더해진 차세대 유산균

현재 과학계에서는 유산균이나 프로바이오틱스 연구보다는 마이크로바이옴(Microbiome)으로 연구 영역을 확대하고 있다. 마이크로바이옴은 마이크로바이오타(Microbiota)와 게놈(Genome)의 합성어. 인체에 서식하며 인간과 공생관계를 맺고 서로 유익을 주는 마이크로바이옴은 인체에 서식하는 미생물 생태계와 이들이 가진 유전정보 전체를 의미한다.

인체 대부분의 조직과 혈액에는 수천 종류에 이르는 39조 개의 마이크로바이옴이 존재한다. 균형 잡힌 마이크로바이옴은 다양한 포스트바이오틱스를 생성하고, 유익한 포스트바이오틱스는 온몸 구석구석 퍼져나가 인체의 항상성을 유지시켜 전신 건강을 조율한다. 미국 국립보건원의 마이크로바이옴 프로젝트는 인체 내 미생물의 유전체 연구를 통해 마이크로바이옴이 인체 건강을 좌우한다는 사실을 밝혀냈다. 심지어 나의 유전자보다 내 몸에 거주하는 미생물의 유전자가 내 건강에 더 많은 영향을 줄 수 있다는 사실까지 밝혀지면서 제약·바이오 업계에 핫이슈로 떠오르고 있다.

우리가 먹는 음식의 대부분은 소장에서 소화·흡수되지만 남은 영양분은 대장에서 마이크로바이옴의 먹이가 되고 발효 과정을 거쳐 인체에 유익한 영향을 주는 포스트바이오틱스를 만든다. 다양한 건강 기능을 수행하는 포스트바이오틱스에는 단쇄지방산, 소화효소 및 대사효소, 비타민류, 항균펩타이드, 일부 대사산물 등이 있다. 그러나 현대인들은 산업화된 삶을 살아가면서 살균 및 정제된 가공식품을 먹고 항생제·스트레스·환경오염 등에 노출되어 마이크로바이옴의 균형이 깨지기 쉽다. 장내 미생물의 다양성이 높고, 장내 유익균(85%)이 많고 장내 유해균(15%)이 적을수록 장내 마이크로바이옴이 균형 잡힌 상태라 볼 수 있는데 이것을 지켜내는 것이 쉽지 않은 일이 되어버린 것이다.

시중에는 수많은 프로바이오틱스 제품이 판매되고 있다. 하지만 어떤 제품이 나에게 맞는지를 일일이 확인할 수 없다는 점이 한계다. 잘못 섭취하면 장내 미생물의 균형을 해쳐서 설사를 하거나 복통을 겪을 수도 있다. 다행인 점은, 이런 문제를 해결하기 위해 사람의 대변을 채취하여 장내 환경을 복제하고 해당 복제 장에 여러 가지 프로바이오틱스를 투여한 뒤 그중 최적의 효과를 나타내는 맞춤형 프로바이오틱스를 찾아내는 AI 기반 첨단 기술이 선보이고 있다는 점이다. 이제는 개인 맞춤형 프로바이오틱스 시대가 도래한 것이다.

대장이 건강하지 않을 때 생기는 일들

장내 환경이 악화되거나 대장의 기능이 저하되면 다양한 질병과 증상이 생길 수 있다.

충수염(맹장염)

소장과 대장의 경계에 맹장이 있는데, 맹장 끝에 달린 충수돌기에 염증이 발생하면 충수염이라 진단하고 관행적으로 제거 수술을 해왔다. 그런데 2007년 미국 듀크대 윌리엄 파커 박사의 연구에 따르면 맹장은 유산균 보관 창고로, 소장에서 대장으로 음식물이 넘어갈 때 유산균을 분무해주는 역할을 한다. 이러한 맹장을 제거하면 유산균 분무 기능이 저하되어 마지막 남은 음식물 찌꺼기를 제대로 발효 처리하지 못해 대장에 가스가 차고 장 점막이 훼손되어 용종이 발생하거나 장누수증후군 등 대장 질환이 발생할 수 있다.

급성 충수염으로 당장 수술을 해야 하는 경우에도 자기 몸에 좋은 유산균을 충분히 섭취하고 유산균 먹이인 식이섬유를 섭취하면 장내 환경 개선에 도움을 주어 염증이 빨리 가라앉아 수술을 안 하고도 호전되는 경우가 많으니 충수염으로 고생하시는 분들은 참고하기 바란다.

회맹판증후군

회맹판은 소장의 끝부분인 회장과 대장의 시작점인 맹장의 경계 부위에 있는 판막으로, 대장의 유해균과 독소가 소장으로 역류하는 것을 막아준다. 회맹판은 자율신경계에 의해 반응하는데, 일부 연구에서는 자율신경계 이상이나 장내 압력 변화로 회맹판 기능이 저하될 경우 대장의 유해균 및 독소가 소장으로 역류하여 복부팽만, 근육통, 어깨나 허리 통증, 감기, 두통 등의 증상이 나타난다고 밝혔다. 이 증상을 회맹판증후군이라고 한다.

대장용종

대장 점막이 장내 독소에 의해 비정상적으로 자라 장의 안쪽으로 돌출되어 있는 상태를 말한다. 암으로 발전할 가능성이 있는 종양성 용종과 비종양성 용종으로 나뉜다. 대개 특별한 증상이 없고, 대장내시경 검사에서 우연히 발견되는 경우가 많다. 용종의 크기가 클 경우 혈변이나 끈적한 점액변을 볼 수 있다.

대장암

대장에 생기는 악성종양을 말한다. 보통 직장과 결장을 합쳐 대장으로 분류하므로 직장암과 결장암 모두 대장암으로 통칭한다. 병원에서는 그 자리에서 자라는 종양인지, 여기저기 주변 조직을 침범하거나 전이 되는 종양인지에 따라 양성종양인지 암인지를 구분한다. 조기 발견이 매우 중요하다.

변비

대장이 원활하게 움직이지 않아 대변을 보기 어려워지는 증상이다. 변비가 생기면 대변이 딱딱하게 굳어서 배변에 어려움을 느끼게 된다. 통상 병원에서는 주 2~4회 이하로 배변 시 변비라고 하지만, 매일 1회 규칙적인 배변을 하지 못하면 변비로 간주하고 주의를 기울여야 한다.

설사

대장이 지나치게 활동하여 묽은 변이 나오는 증상이다. 설사는 소화 기관의 염증이나 감염으로 인해 발생할 수 있는데, 먹는 음식에 따라 다를 수 있으며, 장내 유산균 종류와 분포 상태에 따라서도 증상이 나타날 수 있다.

복통

대장 기능 저하로 복부에 통증이 발생할 수 있다. 복통은 대장의 특정 부위에서 발생할 수 있으며, 경련이나 불편을 초래한다.

가스 및 복부팽만

대장이 가스를 제대로 배출하지 못하거나 가스가 과잉 생성되면 복부에 팽만감이 느껴질 수 있다. 장내 미생물의 불균형이 원인인 경우가 많은데, 이때는 개인 맞춤형 유산균을 섭취하면 좋아질 수 있다.

소화불량

대장이 음식을 제대로 소화하지 못하면 소화불량 증상이 나타날 수 있다. 복부 불편감, 구역질, 구토 등이 포함된다.

체중 감소

대장은 주된 영양소 흡수 기관은 아니지만 장누수, 만성 염증, 심한 장내 미생물 이상 등이 동반되면 전신 대사 이상이 생겨 체중이 감소할 수 있다.

피로

만성적인 대장 기능 저하로 피로가 발생할 수 있다.

대장의 건강 상태를 나타내는 주요 지표

- **대장 연동 능력** : 대장의 주요 기능은 수분을 흡수하고 마지막 남은 영양소인 비타민B_5, 비타민B_7, 비타민K 등을 흡수하는 것이다. 대장의 연동운동이 약하면 변비로 고생할 수 있다.

- **대장 연동, 대장 흡수 기능 계수** : 변비가 있거나 독한 약을 오래 복용한 사람은 대장 점막이 손상되어 있을 가능성이 높으며, 대장용종이나 대장 염증 질환 등에 취약하다.

- **대장 흡수, 장내 세균 계수** : 장내에는 1kg 정도의 유해균과 유익균, 중간균이 살고 있으며, 음식물을 발효시켜 흡수시킨다. 유해균과 유산균의 균형, 그리고 미생물 종의 다양성이 장 건강 유지의 핵심이다.

- **장내 압력 계수** : 대장의 연동운동이 안 되거나 대장이 협착되어 있으면 노폐물이 배출되지 않아 가스가 생기고 변비나 복통 등이 유발될 수 있다.

- **장내 미생물의 균형 계수** : 장내 미생물 검사로 장내 세균의 다양성, 장내 세균의 균형 점수, 유익균과 유해균의 비율을 평가한다.

대장 건강은 이렇게 개선하자

대장 기능을 좋아지게 하는 가장 효과적인 방법은 현미채식과 영양소 보충에 초점을 맞춰 식생활을 개선하는 것이다.

식이섬유 섭취하기

식이섬유는 유산균의 먹이로 대변의 양을 늘리고 원활한 배변을 돕는다. 과일, 채소, 곡류, 견과류 등에 식이섬유가 풍부하다.

충분한 수분 섭취하기

수분을 충분히 섭취하면 대변이 부드러워져 배변을 용이하게 할 수 있다. 하루에 8잔 이상의 물을, 될 수 있으면 공복일 때와 식사 후 1시간 이후에 적당량 마시는 게 좋다. 개인의 체질이나 활동량에 따라 수분의 양을 조절할 수 있다.

유산균 섭취하기

유산균은 장내 세균의 균형을 유지시켜준다. 김치를 비롯한 발효식품처럼 유산균이 풍부한 식품을 섭취하거나, 개인 맞춤형 유산균 보충제를 섭취하는 것을 추천한다.

식습관 개선하기

현미채식 중심으로 식사를 규칙적으로 하고, 천천히 씹어 먹는 것이 좋다. 지방, 당, 카페인, 알코올은 과잉 섭취하면 대장 기능이 저하될 수 있으니 가급적 섭취를 최소화하는 게 좋다.

비타민D 보충하기

비타민D는 장내 면역 시스템과 염증 조절에 도움을 줄 수 있다. 해산물, 달걀 등으로 섭취할 수 있으며, 매일 15~20분 이상 얼굴, 팔, 다리 등의 피부에 직접 햇볕을 쐬면 하루에 필요한 비타민D가 체내에서 생성된다.

비타민B군 보충하기

비타민B군은 에너지 생성과 세포 대사에 중요한 역할을 한다. 곡류, 콩류, 고기, 생선 등으로 섭취할 수 있다.

칼륨 보충하기

칼륨은 체내 수분 균형을 조절하고 대장 기능을 원활하게 도와준다. 현미, 과일, 채소, 감자, 곡류 등에 풍부하게 함유되어 있다. 단, 고칼륨혈증 진단을 받은 신장 기능이 나쁜 환자는 칼륨을 과잉 섭취하지 않도록 주의할 필요가 있다.

칼슘 보충하기

칼슘은 장의 평활근 수축과 연동운동을 도와주고, 장 벽 모세혈관 탄력 유지에도 도움이 된다. 김, 미역, 멸치, 녹색 채소 등에 풍부하다. 멸치는 햇볕에 말린 것이 비타민D가 풍부하고 칼슘의 체내 흡수율이 높은데, 요즘 멸치는 쪄서 말리는 경우가 많아 칼슘 흡수율이 떨어질 수 있다.

숙변을 제거하는 방법

일부 의학자들은 '숙변은 허구'라며 인위적으로 만들어진 개념이라고 주장한다. 정말 그럴까?

대장내시경으로 들여다봐도 잘 보이지 않으니 '없다'라고 말하는 것도 무리가 아니다. 그런데 숙변은 우리 상상처럼 어느 한군데에 수북하게 쌓여 있는 것이 아니다. 우리가 음식을 먹지 않아도 배변이 어느 정도 이루어지는 것은 장 속에 남아 있는 노폐물이 나오는 것이다. 시꺼먼 변이 그 경우다.

숙변이 있는 곳은 대장의 어느 한 부위가 아니라 '게실'이라는 곳이다. 식도, 위장 등에서 외부로 돌출되어 있는 부분이다. 대장 안쪽에서는 움푹 팬 것처럼 보인다. 아주 작은 부분이라 내시경으로도 확인이 잘되지 않는다. 또 노폐물이 게실 안쪽에 깊이 박혀 있어 발견이 어렵다. 즉 숙변은 '쌓여 있는' 것이 아니라 게실 곳곳에 '박혀 있다'고 하는 것이 더 정확한 표현이다. 이렇게 꼭꼭 숨어서 끊임없이 독소를 뿜어내고, 그 독소가 혈액을 타고 들어가서 우리 몸을 망가뜨리고 있다.

장 점막이나 게실에 박혀 있는 숙변은 배변만으로는 제거하기 힘들다. 가장 효과적인 방법은 양질의 유산균과 식이섬유를 섭취하여 숙변이나 노폐물을 발효시켜 빼내는 것이다. 유산균을 통한 발효 과정에서 가스가 동반되고, 발효된 노폐물이나 숙변은 식이섬유가 부풀면서 함께 배출되기 때문이다. 이때 식이섬유는 장의 체질에 맞는 것을 섭취해야 하는데, 열감이 많은 열성 체질이면 수용성 식이섬유를, 열감이 적은 냉성 체질이면 조금 거친 불용성 식이섬유가 적합하다. 유산균과 식이섬유를 제대로 선택하지 못하면 효과를 볼 수 없으니 주의할 일이다.

체질에 맞는 유산균과 식이섬유를 충분히 섭취한 상태에서 단식을 병행하면 시꺼먼 숙변이 배출되면서 장이 청소된다. 단, 단식을 할 때는 전문가와 반드시 상의하며 진행하는 것이 바람직하다.

췌장은
어떤 일을 할까?

　췌장(이자)은 옥수수 모양의 암황색 기관으로, 위장의 뒤쪽에 있다. 길이는 15cm 정도이지만 복막 뒤에 자리 잡아 지방조직 속에 숨겨져 있어 찾기 힘들다. 췌장은 머리와 꼬리로 구성된다. 머리는 담낭과 십이지장과 인접하고, 꼬리는 비장과 인접해 있다.

　췌장은 인체의 대표적인 분비 기관으로, 외분비와 내분비 기능을 모두 담당한다. 외분비기관(소화샘)으로서 췌장은 아밀라아제, 트립신, 키모트립신, 리파아제 등 강력한 소화효소를 분비하고 이 효소들은 각기 탄수화물, 단백질, 지방 등을 분해하여 소화를 돕는다. 이 효소들은 췌관을 통해 십이지장으로 분비되며, 십이지장의 알칼리성 환경에서 활성화되어 음식물 소화를 돕는다.

　외분비기관 안에는 직경 100~200㎛ 크기의 마치 섬처럼 뭉쳐진 조직 다발들이 흩어져 있는데 이를 랑게르한스섬(Langerhans Islet)이라고 한다. 내분비선인 랑게르한스섬에는 알파, 베타, 델타라는 3가지 내분비

췌장의 구조

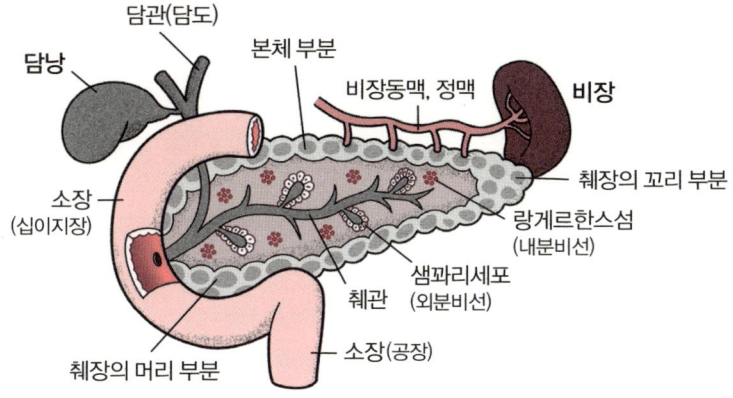

 세포가 있으며 각각 글루카곤, 인슐린, 소마토스타틴을 분비한다. 글루카곤은 혈당을 높이고, 인슐린은 혈당을 줄이고, 소마토스타틴은 뇌하수체에서의 성장호르몬 분비를 억제한다.

 혈당이 높아지면 췌장은 인슐린을 분비하여 혈당을 조절한다. 인슐린은 포도당을 세포로 이동시켜 에너지로 사용하거나 저장할 수 있게 한다. 반대로, 혈당이 낮아지면 췌장은 글루카곤을 분비하여 간에서 포도당을 생성하고 혈당을 상승시킨다. 인슐린과 글루카곤이 세포에 에너지를 공급할 수 있어 생명이 유지되기에 췌장은 우리 몸에서 제일 중요한 호르몬을 만들어내는 곳이라 할 수 있다. 이것이 췌장 질환에 의한 사망률이 높은 이유다.

췌장이 건강하지 않을 때 생기는 일들

췌장이 망가지면 여러 질병에 노출될 수 있는데, 대표적인 질환이 당뇨병, 췌장염, 췌장암이다.

당뇨병

당뇨병은 인슐린을 분비하는 랑게르한스섬에 이상이 생기거나, 비만이나 고지혈증으로 인해 췌장의 혈관이 막히면 생길 수 있다. 한국인이 당뇨병에 잘 걸리는 것은 췌장의 크기가 작고 기능이 떨어지기 때문이라는 연구 결과도 있지만, 사실은 췌장 이상보다 식습관과 생활습관이 가장 중요한 후천적 요인이다. 예를 들면, 정제탄수화물을 자주 먹으면 혈당스파이크가 반복되어 인슐린 저항성이 심화되고 당뇨병으로 이어지기 쉽다.

당뇨병이라고 진단되면 병원에서는 인슐린 분비 기능 저하를 원인으로 보고 대부분 인슐린을 투약하는 약제를 치료제로 쓰게 된다. 하지만 식습관과 생활습관 개선 없이 약물에만 의존하면 당뇨병을 치료하기는커녕 고착화시키고 췌장 기능을 아예 망가뜨릴 수 있다. 특히 당뇨병 환자의 95%를 차지하는 2형 당뇨병 초기에는 식습관 개선, 체중 관리, 꾸준한 운동, 스트레스 관리가 가장 중요한 치료법이다. 약물 치료는 보조적 수단으로 신중하게 생각해야 한다.

췌장염

췌장염은 췌장에 염증이 생긴 상태로, 심한 복통과 소화 문제를 유발할 수 있다. 고지방식, 고칼로리식, 일부 약물, 외상, 고중성지방혈증 등과 과도한 음주와 흡연, 담석, 잦은 야식에 의해 생길 수 있는데 그야말로 미친 듯이 아프다. 강하게 조여오는 통증을 느끼게 되는데, 그 고통은 상상 이상이라 쇼크사하는 사례조차 있을 정도다. 통증은 왼쪽 마지막 갈비뼈 밑이자 명치 왼쪽 부위에서 10초간 지속되다가 30초간 온전하고, 다시 10초간 찾아온다. 이처럼 주기적으로 힘든 통증이 반복될 수 있다. 굶는 것 외에는 치료 방법이 없다고 할 정도다. 초기에는 금식이 필요하고, 이후 원인 개선이 중요하다. 같이 술을 마시던 친구가 갑자기 복통을 호소하다가 쓰러진다면 급성 췌장염을 의심해볼 수 있다.

췌장염은 일반적으로 식사 후 눕는 습관을 가진 사람들에게 더 쉽게 발병할 수 있다. 위산으로 범벅된 음식물(강한 산성)이 십이지장으로 내려오면서 췌장액(알칼리성)을 만나 중화되어 소장으로 넘어가야 정상적인 소화가 이루어지는데, 식사 후 바로 누울 경우엔 위장과 십이지장 내 압력 조절이 원활하지 않아 소화액 혼합 과정이 지연되거나 부담이 커질 수 있다. 이런 상황이 반복되면 담석 형성, 십이지장 역류, 십이지장 입구에서 담즙과 췌장액의 분비를 조절하는 조임근의 기능 이상 등의 문제로 이어져 결국 췌관으로 부담이 가중되면서 췌장염 발병 위험을 높일 수 있다.

췌장암

췌장암은 췌장에서 발생하는 암으로, 초기에는 증상이 없지만 암이 진행됨에 따라 체중 감소, 복통, 황달 등의 증상이 나타날 수 있다. 예후가 가장 나쁜 암 중 하나이다. 췌장이 관찰하기 어려운 위치에 있어 진단 자체가 어렵고 암의 진행도 빨라 보통 5년 생존률이 10%를 넘기 힘들 정도다.

췌장의 건강 상태를 나타내는 주요 지표

- **인슐린 수치** : 인슐린은 포도당을 혈액에서 세포로 이동시키는 호르몬으로 혈당을 낮추는 작용을 한다. 이 수치가 저하되면 혈당이 올라간다. 특히 당뇨병 초기에는 인슐린 저항성이 먼저 발생하고, 장기적으로 인슐린 분비 저하로 이어진다.
- **췌장염 관련 수치** : 알코올 과잉 섭취, 만성 신부전증, 저혈당증이 있는 경우 수치가 상승한다.
- **글루카곤** : 혈당이 떨어졌을 때 간이나 근육에 있는 글루카곤을 분해해서 혈당을 오르게 하는 호르몬으로, 인슐린과 반대되는 역할을 한다. 이 수치가 높아지면 혈당이 상승한다.

췌장 건강은 이렇게 개선하자

췌장은 탄수화물, 단백질, 지방의 소화효소를 만들고 포도당을 세포로 운반하고 혈당을 조절하는 중요한 역할을 하는 장기이다. 췌장 내에는 무수한 모세혈관 다발이 있다. 그러므로 췌장 기능을 향상시키기 위해서는 췌장에 공급되는 혈액을 맑게 하고 막힌 혈관을 뚫어 췌장에 필요한 영양을 공급하는 것이 가장 효과적이다.

췌장 기능을 향상시키기 위한 방법은 생활습관 개선과 영양요법으로 나눌 수 있다.

췌장 기능에 도움이 되는 생활습관

- **현미채식 중심 식사** : 현미채식 중심의 식사를 하면서 탄수화물, 단백질, 지방 등의 영양을 균형 있게 섭취하는 것이 중요하다. 특히 탄수화물은 과잉 섭취할 경우 췌장에 부담을 줄 수 있으므로 적절한 양을 섭취하는 것이 좋다.

- **저지방 식단**: 고지방 음식은 췌장에 부담을 줄 수 있으므로 저지방 식단을 유지하는 것이 좋다.
- **충분한 수분 섭취**: 충분한 수분 섭취는 소화와 대사 과정 전반에 도움을 줌으로써 췌장 건강에도 긍정적 영향을 줄 수 있다.
- **항산화제 섭취**: 항산화제는 염증을 줄이고 췌장을 보호하는 데 도움이 된다. 특히 과일, 채소, 견과류 등 항산화물질이 풍부한 식품을 섭취하고, 혈당 조절에 중요한 아연, 혈당 대사 조절에 도움을 주는 비타민B6를 섭취하는 것이 중요하다.
- **식이섬유 섭취**: 식이섬유는 소화를 돕고 혈당을 서서히 높여 췌장의 부담을 줄여준다. 과일, 채소, 곡류 등에 풍부하다.
- **설탕과 가공식품 제한**: 설탕과 가공식품의 과잉 섭취는 혈당을 높이고 아연을 고갈시키며 췌장에 부담을 줄 수 있으므로 섭취를 제한하는 것이 좋다.
- **알코올과 담배 피하기**: 음주와 흡연은 췌장에 해로울 수 있으므로 피하는 것이 좋다.
- **체중 관리**: 비만은 췌장에 부담을 줄 수 있으므로 표준체중을 유지하는 것이 중요하다.
- **정기적인 운동**: 산책과 걷기 등을 규칙적으로 하면 췌장 기능 유지에 도움이 된다.

췌장 기능에 도움이 되는 영양요법

- **아미노산**: 단백질의 구성요소다. 췌장에서 만드는 소화효소의 기본

원료는 단백질이므로 아미노산을 보충하는 것이 좋다. 가급적 동물성 단백질보다는 식물성 단백질을 섭취하길 권한다.

- **비타민B군** : 소화력이 약한 사람이나 췌장 기능이 약해 자주 체하고 속이 더부룩한 사람은 비타민B군, 효모, 효소 식품이 좋다. 특히 단백질 대사에 직접 관여하는 비타민B_6는 육류, 달걀, 유제품 등 고단백질 음식을 많이 먹는 사람들에게 결핍되기 쉬운 영양소다. 비타민B_6는 비타민B_9(엽산), 비타민B_{12}(코발아민)와 결합하여 혈관 산화물질인 호모시스테인 수치를 낮추는 역할을 한다. 호모시스테인은 필수 아미노산의 하나인 메티오닌이 시스테인으로 대사될 때 생기는 중간 대사물질로, 황을 포함한 아미노산이다. 비타민B_9와 비타민B_{12}가 부족하면 호모시스테인이 증가하며, 혈중 호모시스테인이 과다하면 과산화지질 반응을 일으키고 혈관 내피세포에 독성 손상을 일으켜 동맥경화를 유발한다. 아울러 혈소판을 응집시키고 혈관 탄력을 저해해 심혈관 질환의 주요 위험인자로 꼽힌다. 특히 당화혈색소 수치가 높은 당뇨병 환자의 경우는 비타민B_6를 포함한 비타민B군 섭취가 매우 중요하다. 비타민B군은 신선한 채소와 과일에 많다.
- **아연** : 인슐린 호르몬의 중요 원료인 아연이 부족하면 췌장에서 인슐린 호르몬이 제대로 만들어지지 못해 혈당이 높아질 수 있다. 아연 부족으로 당뇨병이 생긴 환자들이 의외로 많기에 아연을 섭취하고 식습관을 개선하면 혈당이 안정되는 경우가 많다. 비타민B_6 등을 충분히 섭취했는데도 호모시스테인 수치가 낮아지지 않고 당화혈색소가 떨어지지 않으면 아연 부족을 점검해야 한다. 비타민B_6는 아연에

의해 활성화되기 때문이다. 인스턴트식품이나 환경호르몬인 프탈레이트(플라스틱 유화제, 장판, 벽지 등 석유화학물질에 함유)에 많이 노출된 사람, 커피를 자주 마시는 사람은 아연 결핍이 유발될 수 있으므로 아연을 추가로 보충해줄 필요가 있다. 비타민B군은 신선한 채소와 과일에 풍부하다.

- **비타민A · 비타민C · 비타민E** : 항산화 작용을 통해 췌장을 보호하고 염증을 줄여준다. 시트러스 과일, 채소, 견과류 등으로 보충할 수 있다.
- **칼슘 · 마그네슘** : 칼슘 부족으로 인한 혈관의 석회화를 방지하고, 췌장 모세혈관의 건강 유지를 위해 천연 유래 칼슘 · 마그네슘, 비타민K 등을 섭취해주는 것이 좋다.
- **오메가-3** : 혈관에 중성지방이 쌓이고 콜레스테롤이 산화되어 혈류를 방해하는 것을 막으려면 양질의 오메가-3를 섭취하는 게 중요하다. 오메가-3는 세포막의 원료이고 혈관 내 기름 때를 녹여주어 혈행을 원활하게 한다. 췌장 모세혈관의 혈류가 원활해지면 췌장의 기능이 살아난다.

3강
우리 몸의 중심, 간과 신장

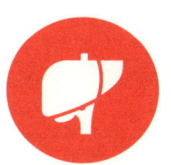

우리 몸의 건강을 좌우하는 것은 산소와 영양분이 풍부하고 깨끗한 혈액이다. 그런 점에서 간과 신장은 인체 건강을 지키는 중심이라 할 수 있다. 간과 신장은 서로 역할을 분담하여 혈액을 해독하고 영양분을 저장하며 단백질을 생성한다. 간에서 해독된 혈액은 신장으로 보내져 다시 혈액을 여과하고 노폐물을 방광으로 보내 소변으로 배출시킨다. 이러한 간과 신장의 기능이 떨어지면 오염된 혈액이 온몸을 돌아다니고 결국 각종 질병이 발생한다.

해독 기능으로
혈액을 깨끗이 관리한다

우리 몸에서 간과 신장은 건강 유지에 필수적인 역할을 하는 중요한 기관이다. 혈액을 맑게 하고 혈액 순환을 원활하게 하는 것이 건강의 척도라 했는데, 혈액을 정화하고 해독하는 중추 기관이 바로 간과 신장이기 때문이다. 아무리 좋은 것을 먹더라도 소화·흡수에 문제가 생겨서 체내에 노폐물이나 독소가 쌓이기만 하고 제거되지 않으면 오염된 혈액이 온몸을 돌면서 세포를 병들게 하여 오장육부의 기능을 저해하고 손상시키게 된다.

간은 신진대사를 조절하고, 다양한 독소를 해독하며, 비타민과 미네랄은 물론 각종 영양소를 저장하는 역할도 한다. 또한 혈액응고에 필수인 단백질을 생산하고, 콜레스테롤과 호르몬의 대사와 균형 유지에 기여한다.

신장은 체내 노폐물과 독소, 과잉 수분 등을 배출하는 기능을 한다. 신장은 적혈구 생성을 돕는 호르몬을 분비하여 혈액량을 조절하며, 혈압을 조절하는 호르몬을 분비하여 혈압을 조절하고, 전해질의 균형과 혈액의 산도를 유지하는 데 핵심적인 역할을 한다.

 간과 신장은 해독 기능을 함께 하며 서로에게 영향을 준다. 우리가 먹은 음식이 장의 소화 과정을 거쳐 간으로 보내지면 간은 해독 과정을 거쳐 지용성 독소를 혈액에 태워 신장으로 보낸다. 그후 지용성 독소는 변환·대사 과정을 거쳐 기체화해 담즙·폐·피부를 통해 배출된다. 신장은 간에서 혈액을 받아 사구체 필터를 통해 노폐물을 다시 걸러내어 방광으로 보낸다. 이처럼 대사 후 남은 독소와 노폐물을 간과 신장이 걸러내기에 혈액을 깨끗하게 유지할 수 있는 것이다.

 소화·흡수를 거쳐 음식물이 장에서 간으로, 간에서 신장으로 이어지기에 장이 안 좋으면 간이 안 좋아지고, 간이 안 좋아지면 신장 기능이 약해진다. 그래서 신장 기능을 개선하려면 간 기능을 좋게 해야 하고, 간 기능을 향상하려면 장 기능을 개선해야 한다. 이처럼 인체는 장기들이 서로 연결되어 있는 유기체이므로 특정 장기의 질환만 치료한다고 건강해지지 않는다.

간이 인체의
화학공장인 이유?

　간은 무게가 1~1.5kg나 되는, 인체에서 가장 크고 중요한 장기다. 오른쪽 횡경막 아래의 복부에 위치하며 늑골의 보호를 받는다. 우리가 먹은 음식이 위를 거쳐 소장과 대장을 통해 소화·흡수되면 간문맥을 통해 간으로 들어가는데, 소화된 음식물 속 유해물질과 세균 등이 함께 간으로 유입되므로 간이 이를 해독하고 정화하는 일을 한다.

　해독은 독을 없애거나 중화시키는 과정이고, 정혈은 혈액을 정화시키는 작용이다. 만약 이 과정이 제대로 이루어지지 않으면 혈액에 독소가 남아 전신으로 퍼지며 세포를 손상시키고 각종 장기에 염증을 만들어 다양한 질병의 원인이 될 수 있다. 간은 조혈 시스템에도 영향을 미치는데, 우리 몸에 혈액이 부족해지면 간이 골수에 명령을 내려 필요한 만큼 혈액을 만들게 한다.

　간의 세포들은 인체의 장기 중 유일하게 재생이 가능하다. 따라서 일부를 떼어서 생체 이식수술을 할 수 있다. 최대 70%까지 떼어줘도 남은

간과 담낭의 구조

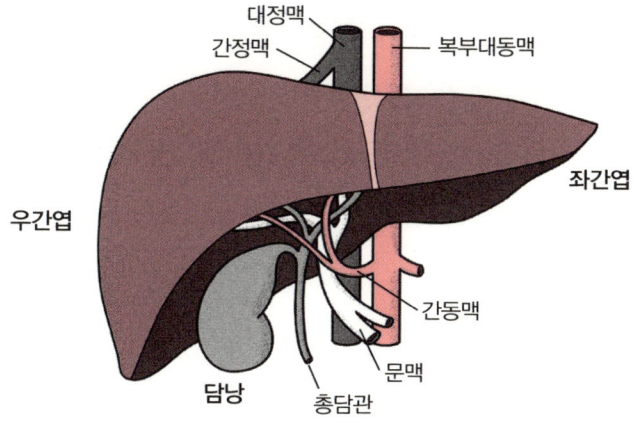

간세포가 증식하여 원래 크기와 기능을 회복할 수 있다. 실제로 간 기능의 60%를 잃어도 혈액검사에서 간 효소의 분비량이 정상 수치로 나오는 경우가 흔하다. 이러한 강력한 재생력 덕분에 간 이식수술을 할 수 있는 것이다.

간은 수많은 대사 효소의 생산과 활성 조절에도 관여한다. 신진대사, 해독, 소화, 호르몬 균형, 에너지 저장 등 간이 담당하는 기능은 2,000가지가 넘는 대사 과정에 직간접적으로 연결되어 있다. 이처럼 간은 우리 몸의 화학공장으로서 역할을 다하고 있다.

물질대사(탄수화물·단백질·지질 대사)

간은, 탄수화물 섭취 시 소장에서 흡수되어 간문맥을 통해 들어온 포도당을 일부는 글리코겐 형태로 저장하고, 남은 포도당은 중성지방으로 저장한다. 그리고 공복 시에 글리코겐을 분해하여 포도당으로 다시 전환함으로써 혈당을 유지한다. 따라서 간 기능이 저하되면 쉽게 배고픔을 느끼고 자주 먹으려고 한다. 뒤돌아서면 배고프다고 하면서 수시로 먹는 사람들이 바로 간 기능이 저하된 사람들이다.

또한 간은 단백질 대사를 통해 알부민과 혈액응고인자 등을 생성한다. 간은 몸에 필요한 콜레스테롤과 인지질을 만들어내는 역할도 한다.

암모니아 대사

아미노산이 에너지로 쓰이기 위해서는 완전분해되어 물과 이산화탄소로 되어야 하는데, 이때 질소 원자가 암모니아(NH_3)가 된다. 그런데 암모니아는 독성이 있으므로 간에서 독성이 약한 요소로 전환된다. 이렇게 전환된 요소는 혈액을 타고 신장으로 가 다시 걸러져서 방광에 저장되었다가 오줌으로 배출된다.

해독 작용과 정혈 작용

간의 일차적인 해독 작용은 암모니아 대사에 의해 이루어지지만, 간에 유입된 세균과 독소, 노폐물, 약물, 호르몬, 유해 화학물질 등의 해독은 두 단계로 이루어진다. 1단계는 간이 대사효소를 통해 지용성 독소를 활성화시키는 것이고, 2단계는 활성화된 독소를 수용성 물질로 전환하여 소변, 담즙, 땀, 호흡 등을 통해 배출하는 것이다. 이 과정에서 비타민과 미네랄 등이 많이 소모된다.

담즙의 생성과 배설

간은 담즙을 매일 1ℓ 가량 생성해 담낭(쓸개)에 보관한다. 적혈구에서 철분을 뺀 혈액인 빌리루빈과 콜레스테롤 대사산물이 담즙의 원료가 되며, 이는 지방을 잘게 분해시키는 데 쓰인다. 담즙이 분비되지 않으면 지방을 분해하지 못해 지방에 녹아 있는 지용성 비타민 등을 흡수할 수 없고, 이의 부족으로 인한 질병들이 생긴다.

담즙은 담낭에 저장되어 있다가 지방을 소화시킬 때 십이지장으로 분비되어 지방의 소화를 도우며, 소장과 대장에 있는 식이섬유에 흡착되어 배설된다. 만약 식이섬유 섭취량이 부족하면 이때 분비된 담즙의 주성분인 콜레스테롤이 다시 장으로 재흡수되거나, 장내 세균에 의해 독성이 강화된 물질로 바뀐 뒤 유입되어 혈액을 오염시킬 수 있다.

비타민과 미네랄 대사

각종 비타민과 미네랄은 간에 저장됐다가 필요시 방출된다. 예를 들어 철분은 헤모글로빈을 구성하는 주요 물질인데, 간에는 혈액에 있는 철분 양보다 더 많은 양이 저장되어 있다. 따라서 간 기능이 저하되면 철분 부족으로 적혈구를 만들어내지 못한다.

호르몬 대사

각종 호르몬은 간에서 화학적으로 변화되거나 배출되는데, 갑상선호르몬·성호르몬·항스트레스호르몬 등이 각자 임무를 끝내면 간에서 대사가 이루어져 자동 폐기된다. 하지만 간 기능이 떨어지면 호르몬 대사에 문제가 생긴다. 예를 들어, 여성호르몬인 에스트로겐을 분해시키지 못해 유방이 커진다. 이건 남성도 마찬가지여서 간 기능이 저하된 남성의 경우 여성호르몬이 들어간 화장품을 발라도 유방이 커질 수 있다.

더 자세히 설명하면 이렇다. 남성의 몸에서도 여성호르몬이 만들어지고 여성의 몸에서도 남성호르몬이 만들어지는데, 이러한 성호르몬은 임무를 마치면 간에서 파괴된다. 그러나 간 기능이 저하되거나 성호르몬이 과잉 분비되면 간에서 파괴하지 못해 이성의 특징이 나타난다. 어린 여자아이에게 성조숙증이 나타나고, 남자아이의 몸이 여성화되거나 호르몬 교란으로 인해 성기가 비정상적으로 발달하는 것이 그 예다. 간이 손상된 상태에서는 성호르몬에 교란을 주는 환경호르몬도 파괴할 수 없기에 여성성이 강하게 나타나면서 세포의 기형적인 성장을 유발해 양성종양이나 악성종양(암)의 발생 위험이 빈발해진다.

혈액응고와 항체 생산

혈관에 상처가 나서 출혈이 되면 혈액응고인자가 혈액을 응고시켜 출혈을 막아준다. 이때 피브리노겐, 프로트롬빈 등의 혈액응고인자가 필요한데, 이는 간에서 만들어진다.

또한 간에는 간문맥을 통해 들어오는 이물질을 먹어치우는 림프구가 있다. 바로 쿠퍼세포다. 쿠퍼세포는 간의 대식세포로서 세균과 바이러스 등은 직접 먹어치우고 소화한다. 이때 B세포가 생성한 항체인 면역글로블린은 병원체를 표적화하여 쿠퍼세포가 더 효과적으로 병원체를 제거하도록 돕는다. 면역글로블린은 병원체를 공격하는 데 필요한 총알로 이해하면 된다.

면역 시스템에 관여

간은 세균과 바이러스를 제거하는 역할을 하며, 면역세포의 생산에도 관여한다.

간은 이처럼 우리 몸에서 중요한 역할을 하므로 간이 손상되면 결국 모든 장기에 영향을 줄 수밖에 없다.

간이 건강하지 않을 때 생기는 일들

간이 건강하지 않으면 가장 먼저 나타나는 증상은 피로감, 황달, 소화불량이다. 이외에 질병이 생길 수도 있는데 간염, 간경화, 간암이 대표적이다.

간염

간염바이러스에 의해 발생하는 염증성 질환으로 A형, B형, C형, D형, E형 등 다양한 유형이 있다. 간염은 간 기능 저하, 피로감, 복통, 황달, 소화불량 등의 증상을 유발할 수 있다. 간염의 치료법은 바이러스 유형에 따라 다를 수 있으며, 항바이러스요법이나 영양요법으로 관리할 수 있다.

간경화

간경화는 간 조직이 반복적으로 손상되어 섬유화되는 만성적 질환으로 간 기능 저하, 복부팽만감, 소화불량, 황달 등의 증상을 유발할 수 있다. 간경화는 잦은 음주, 만성 바이러스간염, 지방간 등이 주요 원인이 될 수 있다. 병원에서는 약물 치료, 간 이식 등의 방법으로 치료한다.

간암

간암은 간에서 발생하는 악성종양으로 B형 간염, C형 간염, 알코올성 간질환 등이 주요 원인이 될 수 있다. 간 기능 저하, 복통, 체중 감소, 황달 등의 증상을 유발할 수 있다. 병원에서는 조기 발견과 치료를 중요시하며, 수술과 방사선치료, 항암화학요법 등이 시행될 수 있다.

간의 건강 상태를 나타내는 주요 지표

- **단백질 대사 기능** : 소장에서 흡수된 아미노산을 간에서 대사할 때 부산물로 유독물질인 암모니아가 발생하는데, 이를 무해한 요소로 전환할 수 있어야 간이 건강하다 할 수 있다.

- **에너지 생산 기능** : 혈당을 조절하고, 저장된 글리코겐을 분해하거나 지방산 대사를 통해 에너지 대사에 기여한다. 저장된 지방을 연소하여 케톤체를 만들어 에너지원으로 공급하기도 한다.

- **해독 기능** : 혈액에 들어 있는 독소와 노폐물을 수용성과 지용성으로 분해하고 해독하여 땀, 소변과 대변, 폐의 호흡을 통해 내보낸다.

- **담즙 분비 기능** : 담즙은 간에서 만들어지며 단백질과 지방의 소화·흡수에 필수적이다. 간의 기능이 떨어지면 담즙이 안 만들어져서 육류, 유제품, 지방을 소화시키지 못한다.

- **간 내 지방 함량** : 과식, 고탄수화물 섭취, 과음 등으로 간에 지방이 축적되어 지방간이 되면 간 기능이 저하된다. 간에 30% 이상 지방이 쌓이면 쉽게 살이 찌고 피로감이 심해진다.

간 건강은
이렇게 개선하자

간 건강을 위해서는 균형 잡힌 식습관과 생활습관을 유지하는 것이 중요하다. 영양이 골고루 들어간 식단, 음주 제한, 금연, 체중 관리, 디톡스 요법 등이 간 건강에 도움이 될 수 있다. 또한 간질환의 조기 발견을 위해 정기적인 건강검진과 간 기능 검사를 받는 것도 중요하다.

다음은 간 기능 회복에 도움이 되는 영양소와 식품이다.

항산화제

항산화 작용을 하는 비타민C, 비타민E, 베타카로틴 등이 간 기능 보호에 도움이 될 수 있다. 과일과 채소, 특히 색이 진한 과일과 채소에 항산화물질이 풍부하게 포함되어 있다.

아미노산

간은 단백질 합성에 관여하므로 양질의 단백질 섭취가 필요하다. 닭고기, 달걀, 연어, 우유, 콩류, 견과류 등이 좋은 공급원이다. 특히 콩을 포함한 양질의 식물성 단백질은 소화·흡수도 좋고 간에 부담이 적다.

오메가-3

간 건강에 도움이 되는 건강한 지방이다. 생선, 아마씨, 호두 등이 오메가-3의 좋은 공급원이다.

식이섬유

식이섬유는 소화 과정에서 독소의 체내 흡수를 줄이고, 담즙 배설을 원활히 하여 간이 받는 부담을 덜어준다. 과일, 채소, 곡류 등에 식이섬유가 풍부하다.

밀크씨슬과 비타민B군

밀크씨슬은 간세포 보호에 효과적이다. 또한 비타민B_6, 비타민B_{12}, 엽산 등은 간 효소 대사와 해독 과정에 중요한 역할을 한다. 곡류, 콩류, 고기, 생선, 견과류 등에 비타민B군이 풍부하다. 밀크씨슬은 주로 추출물 형태의 건강보조식품으로 섭취하는 것이 일반적이다.

비타민E

대표적인 항산화 비타민으로 간세포 손상을 막아준다. 식물성 기름, 씨앗류와 견과류, 현미, 호박, 연어 등에 풍부하다. 특히 호두와 아몬드는 하루에 한 줌씩 먹으면 좋다.

담낭은 어떤 기관일까?
담석은 왜 생길까?

담낭은 쓸개라고도 하며, 간 아랫면에 끼여 있다. 담낭은 간에서 생성된 담즙을 저장하고 농축하는 가지 모양의 작은 주머니 같은 기관이다. 간에서 생성된 담즙은 하루에 1,000cc 이상 분비되어 담낭에서 50~60cc로 농축된다. 식사를 하면 담낭은 수축하여 담즙을 소장으로 분비하고, 지방의 소화를 돕는다. 이 과정은 단백질, 칼슘 등의 소화·흡수를 도움으로써 소화 효율을 높이고 소화불량을 예방하며 장의 연동운동을 돕는다. 또 담즙은 지방 분해뿐 아니라 혈중 지방의 균형을 유지하고, 간에서 독소를 제거하며, 장내에서 산성과 알칼리성의 균형을 유지하고, 대장에서 해로운 미생물의 번식을 막는다. 그 결과 암과 심장 질환, 대사성 질환을 예방하고 회복하는 데 큰 도움이 된다.

담낭이 인체에 필요한 이유

이처럼 담즙이 중요한 역할을 함에도 불구하고 현대의학에서는 담낭이 별 기능이 없다며 담석이 생겨 염증이 생기거나 하면 수술로 제거하려고 한다. 그러나 담낭이 없는 경우 지방이나 지용성 비타민 흡수가 어려워지며, 장으로 지속적인 담즙 유입이 장 점막을 자극하여 대장암 위험이 증가할 수 있다는 연구들도 보고되고 있다. 최근에는 담즙 색소인 빌리루빈과 빌리베르딘이 인체 생리에서 중요한 역할을 한다는 사실도 밝혀지고 있는 만큼 담낭 절제는 신중히 결정하는 것이 바람직하다.

실제로 담낭을 떼어낸 사람들은 육류, 유제품, 튀김 등 지방이 함유된 음식을 먹을 때 담즙이 제때 분비되지 않아 지방의 소화와 흡수에 어려움을 겪고 그 영향으로 지용성 비타민 결핍증에 잘 걸린다. 게다가 간에서 생성된 담즙이 음식을 먹지 않은 상태에서도 담관(담도)으로 흘러나와 장 벽을 자극하여 장 점막을 훼손하거나 대장암을 유발한다는 통계가 있으니 담낭 절제는 신중해야 한다.

담석이 생기는 이유

담즙은 간에서 만들어지는 소화액으로, 주요 성분은 콜레스테롤, 담즙산, 인지질, 빌리루빈 등이다. 이 중 빌리루빈은 수명을 다한 적혈구가 파괴될 때 생성되는 색소 성분이다. 담즙 속 성분들은 체내에서 일정한 균형을 유지하도록 조절되지만, 콜레스테롤과 담즙산, 인지질의 균형이 깨지거나 담낭 기능이 저하되면 담즙 내 콜레스테롤이 과포화되어 결정화되기 시작한다. 이렇게 형성된 작은 찌꺼기들이 점차 응고되어 돌처럼 단단해진 것이 바로 담석이다.

담석이 생기면 담즙의 흐름이 정체되고, 이로 인해 담낭 내부에 세균이나 바이러스가 증식하여 염증이 발생할 수 있다. 담석은 크게 콜레스테롤성 담석과 색소성 담석으로 나뉜다.

콜레스테롤성 담석

콜레스테롤성 담석은 담즙 내 콜레스테롤 농도가 과다하거나 담낭의 수축 기능이 저하될 때 발생한다. 작은 콜레스테롤 결정들이 형성되어 담관을 통해 빠져나가지 못하고 점차 커지면서 담석이 된다. 담석은 특히 여성, 다출산 여성, 비만인에게 잘 생긴다. 여성은 여성호르몬의 영향으로 담즙 내 콜레스테롤 농도가 높아질 수 있고, 임신 중에는 담낭의 수축 기능이 떨어져 다출산 여성에게도 위험성이 커진다.

또한 비만, 당뇨병, 고지혈증 등 대사성 질환이 있거나 장기간 금식, 다이어트, 비경구 영양요법(주사영양), 위 절제 수술을 받은 경우, 척수 손상 환자에서도 담낭 기능 저하로 담석 발생 위험이 높아진다. 경구피임제 복용이나 유전적 요인도 관련이 있다.

색소성 담석

색소성 담석은 색상에 따라 갈색 담석과 흑색 담석으로 나뉜다. 갈색 담석은 담낭이나 담관 부위 어디서나 생길 수 있으며, 간흡충(간디스토마) 같은 기생충 감염이나 담관의 세균 감염, 위생 상태 불량 등이 주된 원인이다. 흑색 담석은 염증이 없는 무균성 상태의 담즙에서 발생하며, 간경변증, 용혈성 질환(적혈구 파괴가 과다한 경우), 크론병으로 인한 회장 절제 환자에게 주로 발생한다.

과거에는 우리나라에서 색소성 담석이 주로 발견되었지만, 최근 식생활의 서구화와 비만 환자 증가로 콜레스테롤성 담석이 빠르게 증가하고 있다.

담낭이 건강하지 않을 때 생기는 일들

담즙의 구성 성분이 담낭이나 담관에서 응결되고 침착되어 결정성 구조물로 변형되면 담석이 되는데, 이것이 담낭 질환의 주요 원인이다. 담낭 기능이 저하되거나 담즙 성분의 균형이 깨지면 담석이 발생할 위험성이 높아진다.

담석증

담석은 담낭뿐 아니라 간의 담관에서도 발견된다. 간에서 만들어진 담즙은 담낭(쓸개)에 저장됐다가 소화 과정에서 조금씩 십이지장으로 분비된다. 이때 담즙 내 성분이 응결되면 결정성 구조물이 형성되는데, 담낭에서 생기면 담석, 간에서 생기면 간내담석이라 한다. 담석이 담낭관이나 총담관을 막고 세균이 감염되면 이를 담석증이라 한다.

담석증은 전 세계 인구의 20%가 경험할 정도로 흔한 질환이다. 암, 관절염, 심장 질환, 간 질환, 기타 만성질환으로 고통을 겪는 사람들은 대부분 간에 담석이 있는 것으로 보이며, 그들 중 극소수만 담낭에 담석이 있는 것으로 보고되고 있다.

담석증의 증상은 명치가 답답하고 소화불량이 자주 있거나 복통, 황달, 발열 등 다양하다. 그러니 평소에 자주 체하고 기름진 음식을 섭취하거나 과식을 했을 때 간헐적인 명치 통증, 소화불량이 느껴진다면 담석증을 의심해볼 필요가 있다. 담석증의 60~70%는 증상이 없는 '무증상 담석증'이다.

담관이 막혀 생기는 통증은 담관 산통이라고 한다. 담관 산통은 명치와 우측 갈비뼈 아래에 심한 통증이나 중압감이 지속적으로 발생하며, 오심과 구토가 동반되기도 한다. 보통 1~6시간 지속되고, 서서히 또는 갑자기 소실된다. 무증상 담석증은 경과를 관찰해야 하지만 3cm 이상의 담석, 합병증, 담낭용종이 동반된 경우 병원에서는 약물 치료나 수술을 권고한다.

담낭염

담낭염은 담낭에 염증이 생기는 질환으로, 담석에 의해 담낭관이 막혀 발생한다. 담낭염은 급성과 만성으로 구분된다. 급성 담낭염이 갑작스러운 심한 복통, 발열, 구토를 유발한다면, 만성 담낭염은 경미한 복통과 소화불량, 복부 불편감 등의 증상이 반복적으로 발생한다. 약물, 금식, 수액요법 등으로 상태가 호전되지 않으면 담낭 절제술을 시행한다.

담낭용종

담낭 내벽에 발생하는 비정상적인 조직 돌기다. 대부분의 담낭용종은 양성이며, 악성인 경우는 드물다. 콜레스테롤 침착, 염증으로 인해 주로 발생하는데 용종의 크기가 1cm 이상이거나 성장 속도가 빠른 경우, 담석과 동반된 경우, 담낭암으로 진행될 수 있는 경우 병원에서는 제거를 권유한다.

담낭 선근종

담낭 선근종은 담낭 벽 내부에 선근종이 형성되는 질환이다. 이 경우 담낭 벽이 비정상적으로 두꺼워져 담낭의 기능을 떨어뜨리는데, 증상 없어 우연히 발견되는 경우가 많다. 상복부 통증, 소화불량, 복부팽만감 등이 나타난다. 증상이 심하면 담낭 제거술을 권유한다.

담낭의 건강 상태를 나타내는 주요 지표

- **혈청 구상단백질** : 간 수치(GOT, GPT, 감마GTP 등)라고 얘기하는 값들은 간세포가 손상될 때 나오는 단백질의 값으로, 수치가 클수록 간염이나 간경화를 주의해야 한다. GOT, GPT는 지방간일 때 상승하며, 만성간염(150~200), 급성간염(800~1000 이상), 이미 간세포가 파괴된 간경변 상태에서는 손상되는 세포가 없어 GOT, GPT가 낮게 나올 수도 있다. 간담 기능이 향상될 때도 면역세포가 활성화되어 감염된 간세포를 잡아먹으면 간 수치가 상승한다. 즉 간 기능을 회복시키는 영양소를 섭취할 시 일시적으로 간 수치가 상승해 어지럼증, 눈 충혈, 간경화, 불임 등이 나타날 수 있다. 그러니 간담 기능이 악화되서 간 수치가 상승한 건지, 호전되는 과정에서 간 수치가 상승한 건지를 분별해야 한다.

- **빌리루빈** : 비장에서 수명이 다하거나 노화된 적혈구를 처리할 때 헤모글로빈을 회수하고 남은 분해 찌꺼기를 말한다. 빌리루빈 수치가 상승하는 건 적혈구 처리가 왕성하게 일어나거나 어혈이 담즙으로 배출이 안 되는 경우인데, 이때 황달이 발생할 수 있다. 적혈구 파손이 많은 경우는 간염이나 영양소 부족일 가능성이 크다. 빌리루빈 수치 하락 시에는 어혈을 처리하는 간담 기능이 약화되었음을 추정할 수 있다. 빌리루빈 수치가 높아지면 눈 흰자위가 노랗게 되고 피부가 누르스름해지는 황달이 생기거나, 대변 색깔이 회색이 된다.

- **알칼리성 인산분해효소(ALP)** : 수치 상승 시 황달 증상이 나타날 수 있으며, 수치 하락 시에는 담관에 담석 등 이상 유무를 알아낼 수 있다. ALP는 조골세포 생성에도 관여한다.

- **혈청 중 담즙산** : 혈액 중에 담즙산이 들어 있는 정도를 수치화한 것이다. 수치가 높다는 것은 식이섬유 섭취는 적고 고기, 유제품, 튀김, 인스턴트식품을 많이 먹는다는 것을 의미한다. 혈청 담즙산 상승은 담관폐쇄 외에도 임신성 간질환, 간경변 등 간 기능 저하에서도 상승할 수 있다.

담낭 건강은
이렇게 개선하자

    담석이 있다고 무조건 수술로 담낭을 제거하면 담낭이 맡은 여러 가지 기능이 이루어지지 않아 소화는 물론 오장육부의 건강을 해칠 수 있으니 담낭 절제는 심사숙고해야 할 일이다. 다만 담관 막힘(담관폐색)이나 합병증 위험이 있을 경우엔 담낭 절제술이 필요할 수도 있다.

    담낭의 건강을 위해서는 무엇보다 담석이 생기지 않도록 관리해주는 게 중요하다. 보통 담석은 신장, 요도, 방광에서 생기는 결석과 달리 물이나 맥주를 많이 마신다고 해서 소변이나 대변으로 배출되지 않기에 더더욱 담석 예방에 신경 써야 한다. 담석 예방을 위해서는 규칙적인 식사와 소식, 적절한 운동을 통한 체중 조절이 필수다. 만약 담석이 의심된다면 평소보다 육류, 유제품 섭취를 줄이고 현미채식으로 바꾸는 것이 좋다.

    담석은 담즙이 굳어서 생기는 병이다. 즉 간이 식으면 생기는 병이다. 간이 식는 이유는 지방간 등에 의해 간 내 모세혈관이 막혀서 그렇다.

그래서 간 기능을 향상시켜야 담낭이 살아난다. 간을 살리려면 장을 살려야 한다. 장을 살리려면 식습관을 현미채식으로 바꾸고 유산균과 식이섬유 등을 적절히 섭취해 장내 미생물 균형을 유지해야 한다.

이미 담석이 생겼다면 굳은 담석을 녹여야 하는데, 그러려면 따끈한 담즙이 흘러나와야 한다. 담즙이 따뜻하려면 간 기능을 회복시키고 기름을 많이 먹어서 담즙 분비가 잘되도록 유도해야 한다. 대두유, 옥수수유는 오메가-6가 풍부하고 유전자변형 시비가 많으므로 피하는 것이 좋고, 가급적 오메가-3가 풍부한 양질의 들기름, 올리브유 등을 자주 섭취하는 게 좋다. 하지만 아무리 좋은 기름이더라도 과잉 섭취하면 비만과 심혈관 질환을 유발할 수 있으니 적절한 양을 섭취해 담즙 순환을 활성화해야 한다. 담즙이 잘 분비되면 간이 담즙을 수시로 만들어서 보충해야 하므로 식어서 굳은 담즙을 녹여낼 수 있다.

결석이 있으면 칼슘 섭취를 하지 말라는 전문가가 있는데, 이는 잘못 알고 있는 것이다. 혈중 칼슘 농도가 부족하면 우리 몸은 뼈에서 칼슘을 빼내 혈중 칼슘 농도를 유지하려 한다. 그래서 갈수록 뼈가 약해지고 골밀도가 감소하고 뼈에서 빠져나온 칼슘이 혈관 내에 과다 축적되어 석회화를 일으키고, 이로 인해 혈관이 딱딱해지거나 각종 혈관 질환을 유발할 수 있다. 따라서 칼슘이 풍부한 시금치·상추 등 채소와 곡류, 멸치 등의 생선류, 해조류 등을 먹어 칼슘을 섭취하는 게 좋다.

만약 담즙 생성에 문제가 있거나 담관이 막혀 분비되지 않으면 각종 담낭 질환을 앓게 된다. 담관이 막혀 담즙이 소장으로 빠져나가지 못하면 빌리루빈이 혈류 속으로 역류되어 눈동자나 얼굴이 누르스름하게 변하는데, 이게 황달이다. 간담 기능의 저하로 인한 황달을 예방하고 치유하는 데는 간담 기능을 활성화시키는 건강기능식품인 밀크씨슬 추출물과 비타민B군, 항산화 영양소, 오메가-3 등이 탁월하다.

신장은 우리 몸에서 어떤 일을 할까?

신장(콩팥)은 우리 몸에서 혈액 속의 노폐물과 과잉 수분을 걸러내는 필터 역할을 한다. 마치 핸드드립 커피를 내릴 때 여과지를 통과해 찌꺼기와 커피액이 분리되는 것처럼, 신장은 혈액 속 노폐물을 걸러 깨끗한 혈액을 다시 몸으로 돌려보낸다.

신장은 복부 뒤쪽, 척추 양옆에 하나씩 위치하며, 갈비뼈로 보호되고 있다. 한 쪽의 무게는 100~150g 정도이며, 100만 개 이상의 네프론이 밀집해 있다. 네프론은 신장의 기본 작업 단위로, 각각 하나의 사구체와 세뇨관으로 구성되어 있다. 사구체는 실타래처럼 뭉쳐진 모세혈관 다발로, 혈액 속 물질을 1차적으로 여과한다. 세뇨관은 사구체에서 걸러진 수분과 노폐물을 통과시키며 필요한 물질은 재흡수하고 불필요한 노폐물은 농축시켜 소변으로 배출한다. 결국 신장은 네프론이라는 수백만 개의 초미세 필터 시스템의 집합체라 할 수 있다.

신장이 우리 몸에서 하는 역할을 자세히 살펴보면 아래와 같다.

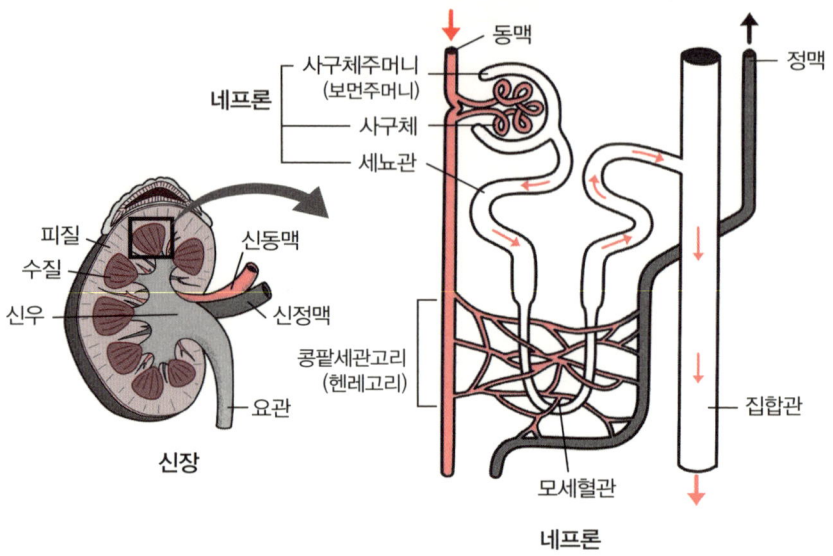

혈액 속 노폐물을 거른다

신장은 요산·요소 등 혈액 속의 노폐물을 걸러내어 소변을 통해 몸 밖으로 배출한다. 요소는 단백질이 분해되는 과정에서 간에서 만들어진 질소 노폐물로 간에서 암모니아가 요소로 전환된 후 혈액을 통해 신장으로 운반된다. 요산은 핵산의 일종인 퓨린의 최종대사산물이다. 결국 소변은 이런 노폐물들이 포함된 체액 배설물이다.

혈액의 농도와 양을 조절한다

신장은 혈액 속 여러 물질들의 농도와 혈액량을 조절하고 포도당, 나트륨·칼륨·칼슘과 같은 미네랄 등의 특정 물질을 흡수하고 배설을 해준다. 사구체는 혈액을 여과하는 역할을 하고, 세뇨관은 사구체가 여과한 혈액 내 물질들을 필요한 양만큼 재흡수해 혈액의 농도를 조절해주는 수집관 역할을 한다.

사구체에서는 단백질(알부민)보다 작은 물질만 여과되고, 알부민보다 큰 물질인 적혈구 등은 여과되지 않는다. 사구체의 여과율은 사구체 내 모세혈관의 관류압에 의해 결정되며, 이 관류압은 혈압, 혈장 삼투압, 보우만낭압 등 여러 압력의 균형으로 조절된다. 혈압이 과도하게 낮아지면 관류압이 충분히 유지되지 않아 사구체 여과가 감소하고, 소변 생성이 줄어들 수 있다. 따라서 혈압강하제를 복용하는 사람은 머리 쪽 혈류보다는 신장 사구체로 가는 관류압이 저하되어 신장 기능 저하가 발생할 수 있다.

혈관 내 혈액량이 늘어나면 혈압이 높아지고, 혈액량이 줄어들면 혈압이 낮아진다. 혈액의 상당 부분이 수분이므로 소변 양의 증감에 따라 혈압이 조절될 수 있어 신장은 혈압 조절에도 관여한다고 할 수 있다. 또한 신장은 레닌-안지오텐신-알도스테론 시스템(RAAS)을 통해 혈압 조절에 적극적으로 관여한다. 따라서 신장 기능이 떨어지면 혈압이 높아진다. 수분 배출로 혈액량을 줄임으로써 혈압을 낮추는 이뇨제가 혈압약으로 쓰이는 이유이다.

적혈구 생산을 촉진한다

신장은 빈혈과 밀접한 관련이 있다. 조혈 호르몬인 에리트로포이에틴(EPO)을 생성하여 적혈구 생산을 촉진하기 때문이다. 신장 기능이 저하되면 에리트로포이에틴 분비가 줄어들어 빈혈이 발생할 수 있다.

뼈 건강을 돕는다

신장은 칼슘과 인 대사에 관여하는 호르몬을 분비하고, 비타민D를 활성화한다. 음식물 섭취나 햇볕을 통해 만들어진 비타민D는 신장 세포에서 활성형으로 전환되어야 칼슘 대사에 제대로 관여할 수 있다. 따라서 신장 기능이 나빠지면 뼈가 약해질 수 있다.

체내 산도(pH)를 조절한다

신장은 체내 산-알칼리 균형 유지에도 중요한 역할을 한다. 혈액 내 수소이온 농도와 이산화탄소 농도를 조절하여 혈액 pH를 정상 범위인 약 7.35~7.45로 유지시킨다. 또한 나트륨, 칼륨, 칼슘 등 전해질 농도를 조절한다. 산도가 크게 흐트러지면 심장박동에 이상이 생기고, 심한 경우 심장 정지로 이어질 수 있다.

신장이 혈액을 걸러내는 과정

혈액이 심장에서 신장으로 유입되어
네프론의 필터링 시스템으로 들어간다.

⇩

1차로 사구체에서 혈액이 여과되면서 입자가 큰 적혈구와
단백질은 남고 나머지 물질들은 여과액으로 세뇨관으로 이동한다.

⇩

2차로 세뇨관에서 비타민, 미네랄, 포도당, 아미노산 등
필요한 물질은 재흡수되어 다시 혈액으로 돌아간다.

⇩

여과되지 못하고 남은 노폐물과 잉여 수분은 집합관을 통해
모아지며 소변이 형성된다.

⇩

형성된 소변은 신장에서 요관을 따라 방광으로 이동하여 저장된다.

⇩

방광에 모인 소변은 배뇨를 통해 몸 밖으로 배출된다.

신장이 건강하지 않을 때 생기는 일들

신장에 이상이 생기면 크고 작은 질환과 증상이 생긴다. 그중에서도 특히 주의해야 하는 질환을 살펴보자.

통풍

통풍은 혈액 내에 요산(퓨린이라는 최종대사산물로, 혈액과 체액, 관절액 내에서는 요산염 형태로 존재한다)의 농도가 높아지면서 뾰족한 바늘 모양의 요산염 결정이 관절의 연골, 힘줄, 주위 조직에 침착되어 발생하는 질환이다. 요산염 결정은 관절에 염증을 유발하여 극심한 통증과 재발성 발작을 일으키며, 심한 경우 관절의 변형과 기능장애까지 초래할 수 있다. 또한 요산은 신장에 결석을 형성하거나 신장 기능 저하를 유발하기도 한다.

한편, 혈중 칼슘이 부족하면 뼈에서 칼슘이 빠져나오는데, 이 칼슘이 인산염 등과 결합하여 석회화될 수 있다. 그 영향으로 석회가 혈관이나 신장의 미세 혈관에 축적되면 혈류 장애와 신장의 여과 기능 저하로 이어질 수 있다. 결국 신장이 요산과 노폐물을 충분히 걸러내지 못하면 혈액 속에 요산이 축적되고, 관절로 침착되어 통풍이 발생하며, 석회화가 심해지면 신장결석·요로결석·방광결석으로도 이어질 수 있다.

통풍은 나이가 많을수록, 혈중 요산 농도가 높을수록 발병 위험이 커진다. 특히 남성에서 많이 발생하는데, 이는 남성이 나이가 들수록 요산 배출 능력이 감소하는 데 반해, 여성은 폐경 이전까지 여성호르몬의 영향으로 요산 배출이 원활히 유지되기 때문이다.

고요산혈증

혈액 내 요산 농도가 7.0mg/dL를 넘으면 고요산혈증이라고 한다. 원인은 요산이 과잉 생산되는 경우와 요산의 배설이 감소하는 경우로 나눌 수 있다. 각각의 경우에 다양한 원인 질환이 있을 수 있지만, 원인을 밝히지 못하는 경우도 있다. 다양한 원인 중에서 체중 증가는 고요산혈증과 밀접한 연관이 있다. 비만은 인슐린 저항성을 증가시키고 요산 배설을 저하시켜 혈중 요산 농도를 높일 수 있다.

요산 수치가 높아지면 통풍을 유발할 뿐만 아니라 관절염, 신장결석, 신부전 등의 다양한 질환 발생 위험이 증가한다. 장기간 고요산혈증이 지속되면 조직 내 요산 결정이 침착되어 관절이나 힘줄, 신장 조직에 손상을 일으킬 수 있다. 최근에는 심혈관 질환과의 연관성도 주목받고 있다. 따라서 요산 수치를 적절히 관리하는 것이 중요하다. 육류·내장류 같은 고단백·고지방 식품, 해산물, 술 등은 요산의 생성을 촉진하므로 과잉 섭취하지 않는 것이 좋다.

신부전

신장이 혈액 속의 노폐물을 효과적으로 걸러내지 못하는 상태를 신부전이라 한다. 신부전에 걸리면 체내에 노폐물이 쌓이게 되므로, 병원에서는 인공적으로 혈액 속 노폐물을 제거하는 혈액투석을 권유한다.

신부전 치료에는 인공신장(투석기)이 사용된다. 인공신장은 매우 작은 구멍이 뚫려 있는 인공 막으로 구성되어 있고, 이 구멍을 통해 물, 요소, 칼륨 등 작은 입자는 통과할 수 있지만, 알부민이나 적혈구처럼 큰 입자는 걸러지지 않는다. 이 인공 막을 가느다란 빨대 모양으로 수천 개 묶은 관 속으로 혈액을 흐르게 하고, 관 밖으로는 투석액이라는 깨끗한 액체를 흘려보내면 혈액 속 노폐물과 과잉 전해질, 수분이 인공 막을 통해 제거된다. 이것이 혈액투석이며, 보통 일주일에 3회 정도 시행된다. 혈액투석은 노폐물이나 칼륨, 잉여 수분 등을 걸러낼 수 있지만, 고분자 형태의 독소나 일부 대사산물은 완전히 제거하지 못하며, 적혈구를 생성하는 호르몬인 에리트로포이에틴 등의 내분비 기능은 대신할 수 없다. 결국 혈액투석은 신장의 기능을 일부분 보조하는 임시 방편인 셈이다. 하지만 병원에서는 이외에 마땅한 치료법이 없기 때문에 신장투석을 권하는 것이다.

가능하다면 신장 기능을 유지하고 악화를 예방하는 것이 가장 바람직하다. 이를 위해선 혈액을 맑게 하고, 사구체 등의 미세 혈관 순환을 개선해주는 식이 조절, 생활습관 개선, 해독과 영양요법이 도움이 될 수 있다. 병원에서는 고칠 수 없다고 단정짓지만, 초기 단계에서는 기능 개선의 여지가 있으므로 신장투석 전에 생활습관 관리에 집중해보는 것이 바람직하다.

신부전에 걸리면 아래와 같은 증상이 나타난다.

- **피로와 무기력감**: 신장이 혈액 속 노폐물과 대사산물을 제대로 제거하지 못하면 체내 독소가 축적되어 피로와 무기력감을 유발한다.
- **부종**: 신장이 잉여 수분과 나트륨을 충분히 배설하지 못하면 체내 수분이 축적되어 부종이 발생한다. 특히 발, 발목, 손, 얼굴 등이 붓는 경우가 많다.
- **호흡곤란**: 심한 부종으로 폐에 수분이 축적되면 폐부종으로 인한 호흡곤란이 발생할 수 있다.
- **빈혈**: 신장은 에리트로포이에틴이라는 호르몬을 생성하여 적혈구 생성을 촉진하는데, 신장 기능이 저하되면 이 호르몬 분비가 감소하여 빈혈이 발생할 수 있다.
- **식욕부진 및 구역질**: 체내 노폐물 축적과 전신 상태의 악화로 식욕이 저하되고 메스꺼움, 구토가 발생할 수 있다.
- **피부 문제**: 노폐물 축적으로 인한 피부 건조, 가려움증, 피부 변색 등이 나타날 수 있다. 만성 신부전이 심해지면 갈색 또는 황색으로 피부 변색이 나타나기도 한다.
- **소변 변화**: 초기에는 소변 양이 줄거나 많아질 수 있고, 진행되면 소변량 감소(핍뇨), 혈뇨, 거품뇨 등이 발생할 수 있다.

- **소화 문제:** 소화불량, 복부 불편감 등이 나타날 수 있으며, 말기 신부전에서는 소화관 출혈, 위장장애가 발생하기도 한다.

신장의 건강 상태를 나타내는 주요 지표

- **유로빌리노겐:** 유로빌리노겐은 장에서 나온 담즙(빌리루빈이 원료)에 장내 세균이 작용하여 생긴다. 일부는 소장에서 재흡수되어 간으로 가고, 일부는 신장에서 소변으로 배설된다(건강한 성인은 하루 4mg까지 배설). 간담 기능이 저하되면 유로빌리노겐 수치가 증가할 수 있으며, 신장 기능이 저하된 것만으로 증가하는 경우는 드물다.

- **요산:** 세포 내 유전자 속에 핵산이 있고, 퓨린체가 그 구성물질인데 이의 분해산물이 요산이다. 단백질의 일종인 퓨린체는 70~80%가 체내에서 생성되며, 음식물로 20~30%를 섭취한다. 신장의 사구체 여과 기능이 떨어지면 요산을 잘 배출하지 못해 혈중 농도가 올라가며, 혈중 요산 수치가 높아지면 통풍뿐 아니라 관절염, 신장결석, 요로결석, 방광결석 등 다양한 합병증이 발생할 수 있다. 요산이 증가된 경우에는 퓨린 함량이 높은 음식과 요산 배설을 어렵게 할 수 있는 음식(지방이나 당분이 많은 음식, 맥주를 비롯한 주류)은 피하는 것이 좋다. 퓨린 함량이 적은 식품으로는 곡류(쌀밥, 빵, 메밀, 옥수수), 감자, 고구마, 우유, 유제품(치즈, 버터), 채소류(당근, 토마토, 오이, 호박, 배추, 가지), 과일 등이 있다.

- **요소질소(BUN):** 요소는 간에서 단백질 대사 후 생성되는 최종산물로, 신장을 통해 배설된다. 일정 수준을 유지해야 하며, 너무 적으면 간 기능 저하를, 너무 많으면 신장 기능 저하를 의미할 수 있다. 요소가 혈액 속에 과다 축적되면 요독증이 발생할 수 있으며, 심할 경우 쇼크, 혼수상태, 사망에 이를 수 있다. 수치가 높아지면 소변이 탁하거나 냄새가 심하다. 건강검진에서는 보통 'BUN 수치'로 표시된다.

- **단백뇨:** 신장의 사구체가 망가지면 단백질이 소변으로 빠져나와 단백뇨가 나타난다. 특히 알부민과 같은 단백질이 여과되지 못하고 소변에 섞여 나올 때 거품뇨로 나타날 수 있다. 사구체 내 모세혈관이 막히거나 손상되면 이런 현상이 발생한다.

신장 건강은
이렇게 개선하자

신장은 간과 함께 해독을 담당하는 만큼 기능이 떨어지면 독소와 노폐물 배출에 문제가 생겨 질병으로 이어질 수 있다. 그러니 평소 최대한 기능을 개선 및 유지해야 한다. 그 방법은 아래와 같다.

육류와 유제품 섭취 줄이기

동물성 고단백 식이는 신장에 부담을 줄 수 있으므로, 신장 기능이 저하된 사람들은 육류 및 유제품 섭취를 줄이고 가급적 식물성 단백질을 섭취하는 것이 좋다. 건강기능식품 중에서 L-아르기닌은 신장에서 혈관을 확장시키고 혈류를 개선하는 데 도움을 주는 아미노산이다. 다만, 배뇨가 원활하지 않으면 체내 체액량이 증가할 수 있으므로 섭취를 신중히 고려해야 한다.

현미채식하기

영양가가 풍부한 현미를 물에 7~8시간 불려서 밥을 지어 채소와 함께 식사하는 것이 좋다. 현미식은 소화를 돕고 혈당 조절에도 도움이 된다. 이외에도 과일, 채소, 곡류 등 식이섬유가 풍부한 식품을 섭취하고, 너무 단 음식이나 짠 음식은 피하는 것이 좋다.

충분한 수분 섭취하기

물을 충분히 마시는 것은 신장의 기능을 지원하고 체내 노폐물을 제거하는 데 도움이 된다. 사람마다 필요한 물의 양은 체중, 활동량, 건강 상태 등에 따라 다를 수 있다(82쪽 참고).

미네랄이 적절히 들어 있는 깨끗한 물이 신장 건강에 도움이 된다. 다만, 신장 질환이 있는 사람들은 미네랄이 지나치게 제거된 역삼투압 정수기 물이나, 전기분해 방식으로 인위적으로 만든 알칼리 이온수는 장기간 섭취를 삼가는 것이 좋다. 인공적으로 조정된 물보다는 자연 상태의 깨끗한 물이 신장에 부담을 덜 줄 수 있다.

표준체중 유지하기

비만은 신장 건강을 악화시킬 수 있으므로 표준체중을 유지하는 것이 중요하다. 보다 정확히 말하면 체지방률을 적정 수준으로 관리하는 것이 핵심이다. 일반적으로 남성은 체지방률 15% 내외, 여성은 25% 내외가 적절하다. 체지방이 과도하면 신장에 부담을 주고, 대사성 질환 위험도 높아지므로 꾸준한 체중 관리가 필요하다.

미네랄제 섭취하기

칼슘과 마그네슘, 아연 등 미네랄은 전해질 균형을 유지하고 체액 조절에 관여하여 신장으로 혈액이 원활히 흐를 수 있도록 돕는다. 적절한 칼슘과 비타민D 섭취는 골밀도를 유지하고, 신장 기능 저하로 인한 골다공증 위험을 줄이는 데도 도움이 된다. 마그네슘은 신장의 건강을 유지하고 혈압을 조절하며, 셀레늄은 항산화 작용으로 신장을 보호하는 데 도움을 준다.

항산화제 섭취하기

항산화제는 신장을 활성산소로부터 보호해준다. 비타민C, 비타민E, 베타카로틴이 대표적인 항산화제이다. 또한 비타민B6는 신장의 기능을 지원하고 혈액 내 호모시스테인 수치를 조절하는 데 도움을 준다. 코엔자임Q10 역시 신장을 보호하고 항산화 작용을 한다.

건강한 지방 섭취하기

불포화지방이 포화지방보다 건강에 더 좋으므로 올리브유, 아보카도, 견과류 등의 불포화지방을 섭취하는 것이 좋다. 등푸른 생선에 풍부한 오메가-3지방산은 염증을 줄이고, 신장 내 모세혈관 흐름을 개선하여 신장 기능 유지에 도움을 줄 수 있다.

알코올과 카페인 섭취 제한하기

과잉 섭취 시 알코올은 신장 혈관에 부담을 줄 수 있고, 카페인은 탈수를 유발해 신장 기능을 악화시킬 수 있으므로 적정량을 섭취하도록 주의해야 한다.

방광은
배설기관이자 소화기관

　신장에서 생성된 소변이 요관을 통해 방광으로 흐르면 방광은 소변을 저장하고 배출하는 역할을 한다.

　방광은 근육으로 이루어진 주머니 모양의 기관으로, 골반 안에 위치하고 있다. 남성의 경우 전립선 아래쪽에, 여성의 경우는 자궁 위쪽에 얹혀 있다. 방광의 저장 용량은 300∼500㎖이며, 보통 300㎖가 차면 요의를 느끼고, 400㎖ 이상 차면 배뇨 반사가 유발된다. 하루 소변량은 1∼1.5ℓ 정도가 일반적이다. 수분 섭취나 땀 배출량에 따라 변동되지만 일반적으로 최소 500㎖ 이상 배출된다. 소변 양은 체내 수분량에 따라 정교하게 조절되는데, 이 과정을 조절하는 것이 항이뇨호르몬(바소프레신)이다. 바소프레신은 신장에서 수분 재흡수를 촉진하여 소변량을 줄이는 역할을 한다. 이 호르몬이 부족하면 소변량이 과도하게 늘어나고, 이를 요붕증이라 한다.

　소변을 장시간 참을 경우 방광 근육이 과도하게 늘어나 수축력이 저

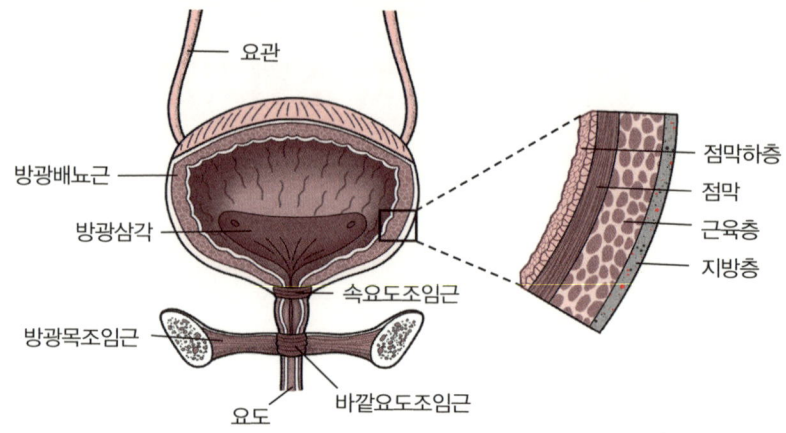

방광의 구조

하되거나, 방광 내 압력 변화로 배뇨 기능 이상이 발생할 수 있다. 또한 방광 내 소변이 오래 정체되면 감염 위험도 높아진다. 방광 내벽에는 소변량을 감지하는 수용체가 있는데, 방광이 수축하거나 굳으면 소변이 조금만 차도 요의를 느끼는 절박뇨, 야간뇨 등의 증상이 나타날 수 있다. 따라서 요의와 방광 내 소변량은 반드시 비례하지 않는다.

일반적으로 방광은 배설기관으로 알려져 있지만, 동양의학에서는 방광을 따뜻한 상태로 유지하는 것이 소화기관의 효소 활성화에도 도움을 준다고 본다. 방광은 골반 내 소장, 대장, 위장 등과 밀접하게 위치하고 있어 성질이 찬 음식을 과도하게 섭취하면 이 장기들의 소화 기능에도 영향을 미친다고 여긴다. 따라서 찬물보다는 미지근한 물, 따뜻한 음식을 섭취하는 것이 좋다.

대표적인 방광 질환, 방광염

방광에 잘 생기는 질환으로 방광염이 있다. 해부학적으로는 남성보다 요도가 짧은 여성이 방광염에 더 자주 노출된다. 방광염은 주로 세균성(특히 대장균이 흔함)이 많으며, 비세균성인 경우도 드물게 발생한다. 세균이 요도에 침입하면 요도염이 되고, 방광까지 올라가면 방광염으로 진행된다. 방광염은 소변을 볼 때 따끔거림, 잔뇨감, 빈뇨, 배뇨통 등이 나타나며, 대부분 열이 없지만 경우에 따라 미열이 동반되기도 한다. 세균이 신장에까지 침범하면 신우신염으로 진행되어 고열과 전신 증상이 발생한다. 방광염 예방을 위해서는 충분한 수분 섭취, 요의가 느껴지면 참지 않고 배뇨하기, 요도 입구 청결 유지가 중요하다.

방광 건강을 개선하는 영양요법

방광 기능을 개선하는 영양소는 아래와 같다.

- **충분한 수분** : 물을 공복에 주기적으로 마신다. 충분한 수분 섭취는 소변을 희석시켜 방광 자극을 줄이고, 유해물질의 농도를 낮춰 방광 내벽을 보호하는 데 도움이 된다.
- **항산화 비타민** : 비타민A, 비타민C, 비타민E 등 항산화 작용을 하는 비타민은 방광 내벽을 활성산소나 요독으로부터 보호하는 데 도움이 된다. 과일과 채소에 풍부하다.
- **미네랄** : 칼슘, 아연 등 미네랄을 충분히 섭취한다. 칼슘은 혈액, 혈관, 뼈

건강에 필수적이며, 아연은 면역체계를 강화하고 방광 건강 유지에 도움을 준다. 칼슘은 해조류, 채소, 굴, 조개, 마늘 등에, 아연은 굴, 콩, 호두 등에 풍부하다.

- **식이섬유** : 식이섬유는 장 건강과 전신 염증 조절에 도움을 주며, 면역 균형 유지를 통해 방광 건강에도 긍정적 영향을 줄 수 있다. 과일, 채소, 곡류 등에 풍부하다.

- **유산균** : 프로바이오틱스는 장내 미생물 균형을 유지하고 면역 기능을 조절하는 데 도움을 주며, 전신 대사를 지원해 방광 건강에도 간접적인 도움이 될 수 있다.

몸의 순환 시스템을
알아야 병을 고칠 수 있다

간은 우리 몸의 가장 큰 해독 기관이며 신장과 매우 긴밀하게 협력한다. 간에서 해독과 정혈 작용을 거친 뒤 일부 노폐물은 담즙을 통해 장으로 배출되고, 수용성 노폐물은 신장을 통해 소변으로 배출된다. 따라서 인체 통합 시스템에서 간과 신장은 한 팀이자 공생관계라 할 수 있다. 간세포의 재생을 뒷받침해주는 것도 신장의 건강이고, 신장이 좋지 않으면 간세포의 재생도 원활하지 않다.

장-간-신장의 순환 시스템

다시 정리하면 간은 음식물을 소화·대사시키고 그 영양분을 몸 전체로 공급하는 '시작점'이라 할 수 있고, 신장은 이 모든 대사 과정의 최종 산물을 소변으로 배출하는 '마무리점'이라 할 수 있다. 이 과정에서 간의 해독 능력이 다소 떨어지더라도 신장이 원활히 노폐물을 배출해주면 상태가 나아질 수 있다. 반대로 간의 능력이 뛰어나더라도 신장이 제 역할

인체의 순환 시스템

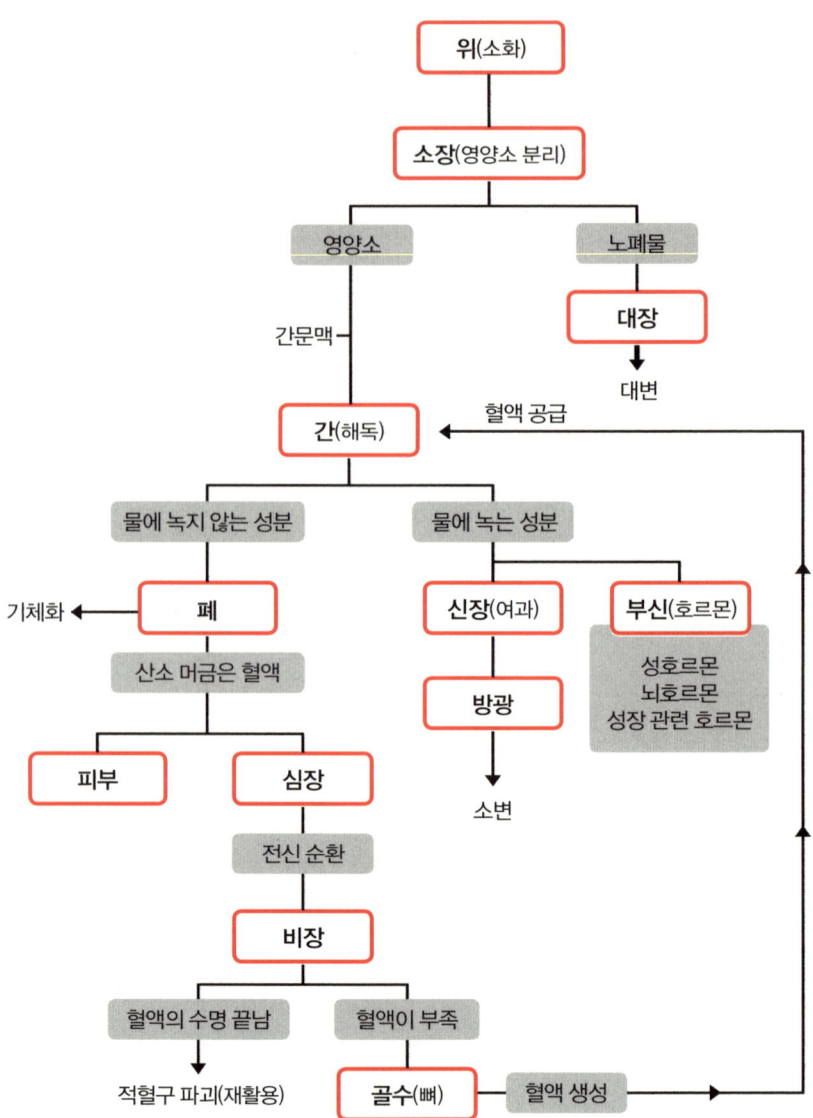

을 못 하면 정화 시스템이 마무리되지 않는다. 그래서 인체 나이를 신장이 결정한다는 말이 있는 것이다. 80~90세 노인이 튼튼한 하체로 잘 걸어 다닐 수 있는 것도 신장의 힘이 강하기 때문이다.

그렇다면 간이 제 역할을 하지 못했을 때 어떤 일이 생길까? 간은 1분에 약 1.5ℓ의 혈액을 대사·정화한다. 간 기능이 저하되면 대사·해독이 원활하지 못해 정화된 혈액 공급이 부족해질 수 있고, 전신 순환에도 간접적 영향을 줄 수 있다. 이로 인해 신장으로 가는 혈류도 줄어들 수 있고, 장기간 이런 상태가 지속되면 신장 기능에도 부담이 될 수 있다. 예를 들어, 신장은 1분당 약 200㎖의 혈액을 여과해야 하는데, 혈류량이 감소하면 여과량이 떨어지고 사구체 손상 등 신부전으로 이어질 수 있다. 또한 간에서 정화되지 못한 노폐물이 폐·심장 등을 통해 전신으로 돌아다니며 전신 염증과 대사 이상을 유발할 수 있다. 결국 간 기능 저하는 간접적으로 신장 기능 저하와 전신 건강 악화를 불러올 수 있다.

그렇다면 장의 상태가 나쁘면 어떻게 될까? 소화가 제대로 이루어지지 않으면 미처 흡수되지 못한 찌꺼기가 장내 숙변으로 쌓이게 된다. 이 과정에서 단백질 분해 부산물인 암모니아 가스와 여분의 수분이 발생하고, 이들이 간으로 전달된다. 간은 이 암모니아를 요소로 전환하여 배설하지만, 암모니아 처리 과정이 과부하되면 유해산소 생성이 증가하고 간 기능이 더욱 부담을 받는다.

즉 장 기능이 저하되면 간 기능이 부담을 받고, 간 기능이 저하되면 신장 기능에 부담을 주며, 신장 기능 저하는 부신·방광·호르몬계와 생식기 기능에도 영향을 미칠 수 있다. 그래서 '장이 건강의 핵심이다'라고 말하는 것이다. 독소도 맑은 피도 돌고 돌면서 우리 몸 전체 시스템에 영향을 미친다.

신장과 간이 동시에 건강해지는 방법

그렇다면 신장과 간의 건강을 회복하려면 어떻게 해야 할까?

무엇보다 장의 기능을 회복하는 것이 기본이다. 장의 기능이 원활하면 영양소 흡수가 잘 이루어지고 간과 신장의 해독·배설 부담도 줄어든다. 이를 위해 현미채식을 실천하고, 내 몸에 맞는 프로바이오틱스와 식이섬유를 충분히 섭취하는 것이 도움이 된다.

휴식과 운동도 신경 써야 한다. 규칙적인 수면은 간과 신장의 회복과 해독 기능을 활성화하는 데 중요하다. 규칙적인 식사와 더불어 간식, 야식, 과식을 삼가 장기들에게 충분한 휴식을 주는 것도 필요하다. 운동은 아침 시간에 가볍게 하는 것을 추천한다. 밤새 대사 노폐물이 정리된 상태에서 아침에 유산소 운동을 통해 맑아진 혈액을 전신에 순환시키면 간과 신장, 전신 세포에 긍정적인 자극을 줄 수 있다. 저녁 운동도 나쁘진 않지만, 하루의 피로 물질이 어느 정도 축적된 상태에서 하는 운동보다는 아침 운동이 부담이 적다는 장점이 있다. 매일 규칙적으로 운동하기 어렵다면, 최소한 두세 정거장 정도 빠른 걸음으로 걷는 습관을 들이는 것도 도움이 된다.

결국 건강은 생활습관의 총합이다. 알약 하나로 건강이 좋아지는 비결은 없다.

인체는 통합적으로 관리되어야 할 생명체

인체의 순환 시스템은 아래와 같이 통합적으로 움직인다.

음식물을 먹으면 위에서 소화되어 소장과 대장으로 내려간다. 소장에서 영양분이 흡수되어 간문맥을 통해 간으로 보내진다. 간에서는 이 영양분들을 해독·대사하고, 남은 찌꺼기는 대변으로 배출된다. 간에서 수용성 독소는 혈액을 통해 신장으로 보내져 오줌으로 배출되고, 지용성 노폐물은 담즙이나 폐, 피부를 통해 배출된다.

간에서 정리된 영양분과 해독된 혈액은 심장을 통해 전신으로 순환한다. 폐에서는 혈액이 산소를 머금고, 산소화된 혈액은 심장을 거쳐 머리, 장기, 손발, 피부, 뼈 등 온몸의 세포로 전달된다.

순환을 마친 혈액은 비장으로 가서 오래된 적혈구가 파괴되고 재활용된다. 파괴된 적혈구 속 철분 등은 간과 골수로 보내져 새로운 적혈구 생산에 쓰인다. 이때 새 적혈구 생성을 자극하는 조혈 호르몬 에리트로포이에틴은 신장에서 분비된다.

이렇듯 장, 간, 신장, 심장, 폐, 비장은 서로 밀접하게 연결되어 인체의 건강을 유지한다. 어느 한 기관만 바라보는 치료로는 근본적인 질병 치유가 어렵다. 인체를 하나의 통합된 시스템으로 바라보는 관점이 건강 관리의 핵심이다.

야식은 간과 췌장에 큰 부담을 주는 가장 빠른 길

야식을 즐기는 사람들이 많다. 그래서 '야식 배달 전문점'이 성황을 이룬다. 그러나 야식은 건강을 해치는 가장 빠른 지름길이다. 사람이 밤 12시 이전에 잠들지 않으면 간의 회복과 해독 기능에도 영향을 주기 때문이다. 간은 수면 중 자율신경이 안정되면서 보다 원활히 해독과 재생을 수행하려고 준비하는데, 야간에 깨어 있거나 음식을 섭취하면 간은 쉬지 못하고 또다시 소화 작업을 하게 된다.

야식을 먹은 뒤 소화 과정이 시작되면 췌장에서는 지방 분해 효소인 리파아제를 비롯한 소화효소가 분비되고, 간에서는 담즙이 분비되어야 소화가 제대로 이루어진다. 그러나 야간에는 전체적인 소화기관 활동이 저하되므로 담즙과 소화효소의 균형이 맞지 않게 된다. 이로 인해 소화되지 못한 지방이 쌓이고, 반복될 경우 췌장과 간에 부담을 주어 기능 저하로 이어질 수 있다.

특히 야식으로 기름진 음식을 섭취하면 소화되지 못한 지방이 혈관 벽에 침착되어 혈액 순환에도 악영향을 미치게 된다. 이런 상태가 반복되면 혈당 조절을 담당하는 췌장에도 과부하가 걸려 인슐린 분비가 불안정해지고 혈당 스파이크나 인슐린 저항성이 심화될 수 있다. 야식은 결국 췌장을 손상시키고 당 대사와 심혈관 건강을 위협하는 지름길이 되는 것이다.

야식을 피하는 가장 좋은 방법은 일찍 잠자리에 드는 것이다. 늦게까지 깨어 있으면 자연히 배가 고파지고 야식을 찾게 된다. 그래서 특히 야간 근무를 하는 이들이 건강관리에 더 많은 어려움을 겪게 되는 것이다. 밤샘근무, 새벽

장사, 교대 근무 등으로 밤에 깨어 있는 생활이 반복되면 간과 췌장은 지속적으로 혹사당하게 되는 것이다. 생계를 위해 불가피한 경우도 있지만, 건강 측면에서는 생명을 단축시키는 위험 요인이 될 수 있는 것이다.

4강
우리 몸의 엔진, 심장과 폐

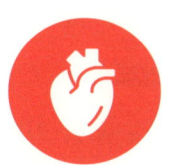

심폐 기능은 우리 몸 전체 건강에 큰 영향을 미친다. 심장은 혈액을 순환시키고, 폐는 산소를 공급하여 기혈의 순환을 주관한다. 심폐는 순환계와 호흡계의 중심 장기로, 체력이란 결국 원활한 심폐 기능에 좌우된다. 의사가 사망을 판정할 때도 심폐 기능이 정지되었는지를 기준으로 삼는다. 우리 몸의 모든 활동은 튼튼한 심장과 건강한 폐를 바탕으로 이루어진다. 따라서 심폐 기능을 개선하고 유지하는 노력이야말로 전신 건강을 지키는 핵심이라 할 수 있다.

심장과 폐는 긴밀히 협력하며 생명을 유지한다

우리 몸은 혈액의 순환으로 생명을 유지한다. 혈액이 온몸을 순환해야 세포가 살아나고 오장육부가 건강해진다. 이 순환의 중심에 심장과 폐가 협력하여 산소 공급과 이산화탄소 배출을 담당한다. 이 과정은 에너지 생성과 밀접히 연결되어 있어, 심폐 기능은 전반적인 체력과 건강의 핵심이 된다. 심폐 기능이 좋아지면 신체의 산소 이용 효율이 높아지고, 조직과 장기의 기능도 활발해진다.

심장은 인체 중앙에 위치한 근육성 기관으로, 혈액을 순환시키는 펌프 역할을 한다. 규칙적인 박동을 통해 혈액을 전신에 보내 산소와 영양소를 공급하며, 혈압 조절과 체액 조절에 관여하는 호르몬(ANP 등)을 분비하여 항상성을 유지한다. 또한 운동이나 스트레스 상황에서 교감신경 활성화로 심박수를 조절하며 전신을 보호한다.

폐는 흉곽 내에서 호흡을 통해 산소를 받아들이고 이산화탄소를 배출하는 역할을 한다. 폐포에서 이루어지는 가스교환을 통해 산소는 혈액으로 흡수되고, 이산화탄소는 혈액에서 폐로 이동해 밖으로 내보내진다. 폐는 호흡을 통해 이산화탄소 농도를 조절하며 산과 알칼리의 균형도 유지한다.

심장과 폐는 긴밀하게 연결되어 협력한다. 우심실에서 나온 혈액은 폐를 거쳐 산소를 공급받고, 다시 좌심실을 통해 전신으로 보내진다. 이 과정이 원활해야 혈액 순환과 호흡이 정상적으로 이루어진다.

심장과 폐의 기능이 저하되면 산소 공급 부족으로 전신의 조직과 장기 기능이 떨어지며, 호흡곤란, 빈혈, 피로, 면역력 저하, 폐 질환, 심장 질환 등 다양한 건강 문제가 나타날 수 있다. 따라서 심폐 기능을 강화하고 유지하는 것이 건강관리에서 매우 중요한 핵심이다.

심장은 어떻게 생명 유지에 기여할까?

심장은 '염통'이라고도 한다. 여기서 '염(鹽)'은 소금을 뜻하는데, 이는 심장이 정상 박동을 유지하기 위해 전해질(나트륨, 칼륨, 칼슘, 마그네슘 등 미네랄) 균형이 매우 중요한 장기라는 의미이다.

심장은 끊임없이 펌프 작용을 하면서 혈액을 받아들이고 내보내어 온몸으로 혈액을 순환시킨다. 동시에 혈액을 통해 전신의 세포에 산소와 영양분을 공급하고, 노폐물과 이산화탄소를 회수하는 역할을 한다. 하루 동안 심장을 지나는 혈액은 약 9,000ℓ 이상이다. 건강한 성인의 경우 심장은 분당 약 72회 박동하고 하루에만도 10만 회 이상 박동을 하는 것이니 참으로 대단한 장기라고 할 수 있다.

심장의 구조

주먹만 한 크기의 심장은 두꺼운 근육으로 되어 있으며, 혈액을 온몸으로 순환시키는 중심 펌프 역할을 한다. 내부는 좌우로 나뉜 2심방 2심

심장의 구조

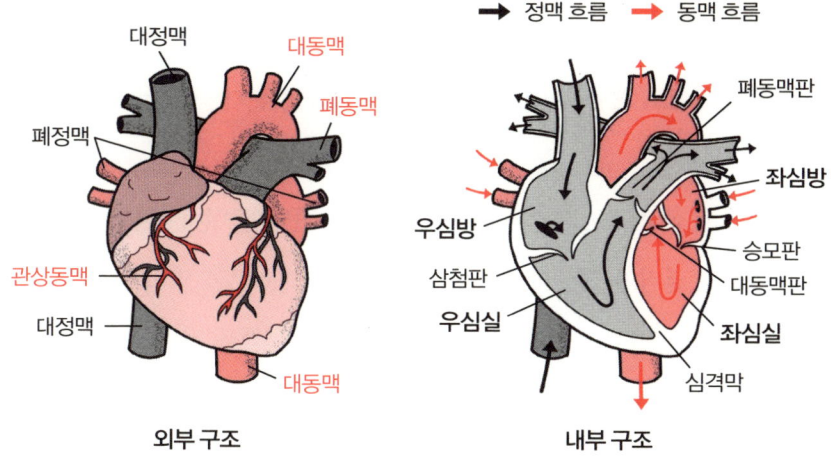

실 구조의 4개의 방으로 구성되어 있다. 위쪽의 심방은 정맥을 통해 들어오는 혈액을 받아들이고, 아래쪽의 심실은 동맥을 통해 혈액을 내보낸다. 심실은 심방보다 근육층이 두꺼워 강한 압력으로 혈액을 전신에 보낸다.

또한 심장 외부에는 심장 근육에 산소와 영양분을 공급하는 세 가닥의 관상동맥(좌전하행동맥, 좌회선동맥, 우관상동맥)이 있다. 이 관상동맥은 심장 근육 전체에 혈류를 공급한다. 대부분의 심장 질환은 이 관상동맥이 산화된 LDL콜레스테롤이나 염증 등에 의해 좁아지거나 막히면서 발생하는데, 이로 인해 협심증이나 심근경색으로 이어질 수 있다.

- **좌심방**: 폐를 거쳐서 온 혈액을 받아들이며, 폐정맥과 연결된다.

- **우심방**: 전신을 순환한 혈액을 받아들이며, 대정맥과 연결된다.
- **좌심실**: 전신을 순환할 혈액을 내보내며, 대동맥과 연결된다. 가장 두꺼운 근육으로 이루어져 있다.
- **우심실**: 폐로 혈액을 내보내며, 폐동맥과 연결된다.

심방과 심실 사이, 심실과 동맥 사이에는 판막이 있다. 판막은 한쪽 방향으로만 열리기 때문에 혈액이 거꾸로 흐르는 것을 막고 혈액이 심방 → 심실 → 동맥 방향으로 흐르게 한다. 즉 혈액은 판막의 작용으로 항상 심방에서 심실로, 심실에서 동맥으로만 흐른다.

- **삼첨판**: 우심방과 우심실 사이에 있는 판막
- **폐동맥판**: 우심실과 폐동맥 사이에 있는 판막
- **승모판**: 좌심방과 좌심실 사이에 있는 판막
- **대동맥판**: 좌심실과 대동맥 사이에 있는 판막

판막이 정상적으로 열리고 닫히지 않거나, 협착되거나 역류가 발생할 때 나타나는 병이 심장판막증이다. 판막 기능 이상은 대부분 섬유조직의 퇴행성 변화, 석회화, 염증 등에 의해 발생한다. 심장판막증을 예방하고 심장 전반의 건강을 향상시키기 위해서는 칼슘, 마그네슘, 오메가-3, 셀레늄, 코엔자임Q_{10} 같은 영양소가 심혈관 기능을 보조하는 데 도움을 줄 수 있다.

심장박동과 그 과정

심장은 심방과 심실이 규칙적으로 수축과 이완을 반복하며 혈액을 받아들이고 내보내는데, 이를 심장박동이라 한다. 이 박동이 혈액순환의 핵심 동력이다.

심장박동은 심장 내 전기 자극 시스템에 의해 조절된다. 우심방의 동결절(SA node)에서 전기 신호가 시작되어 심방과 심실로 전달된다. 이 전기 활동을 측정하는 것이 심전도 검사이다.

- **심방과 심실 이완기**: 심방과 심실이 이완하면서 대정맥과 폐정맥을 통해 혈액이 심장으로 들어온다.
- **심방 수축기**: 심방이 수축하여 혈액을 심실로 보낸다.
- **심실 수축기**: 심실이 수축하면서 좌심실은 대동맥으로, 우심실은 폐동맥으로 혈액을 내보낸다.

심장은 이처럼 하루 10만 회 이상 박동하며 혈액을 온몸으로 보내 산소와 영양분을 공급하고, 이산화탄소와 노폐물을 수거한다. 또한 심장은 자율신경계와 호르몬의 영향을 받아 심박수와 혈압을 조절하는 중요한 장기이기도 하다.

심혈관이 건강하지 않을 때 생기는 일들

심장과 혈관에 발생하는 각종 질환을 심혈관 질환이라 부른다. 심장은 혈액을 전신으로 공급하고, 혈관은 이 혈액을 온몸의 세포로 운반하는 역할을 하는데, 심혈관 질환이 발생하면 혈액 공급이 원활하지 못해 심장과 여러 장기에 부담을 주며 다양한 증상이 나타난다. 심혈관 질환은 미국을 비롯한 전 세계의 사망 원인 1위이고, 우리나라에서도 사망 원인 2위에 해당할 만큼 사망의 주요 원인이 되고 있으니 꾸준한 관리가 필요한 질환이다.

심혈관 질환별 원인과 종류

아래에서 동맥경화증과 뇌혈관 질환을 제외한 대부분의 질환은 관상동맥의 협착이나 폐색으로 발병하는 경우가 많다.

- **심부전**: 심장이 충분한 혈액을 펌프하지 못해 온몸에 산소와 영양분

공급이 부족해지는 상태다. 혈액 순환이 원활하지 않아 수분 저류(부종)로 체중이 증가하고, 쉽게 피로해지며 숨이 차는 증상이 동반될 수 있다.

- **심근경색(심장마비)**: 심장 근육에 혈액을 공급하는 관상동맥이 갑자기 막혀 심장 조직이 괴사하는 질환이다. 갑작스런 흉통, 호흡곤란, 식은땀, 어지럼증 등이 나타날 수 있으며, 응급치료가 필요한 치명적 질환이다.
- **고혈압**: 혈관 저항이 높아져 심장이 더 큰 압력으로 혈액을 내보내야 하는 상태다. 이로 인해 심장에 지속적인 부담이 가해져 심부전, 협심증 등 심혈관 질환의 위험이 커진다(171쪽 참고).
- **부정맥**: 심장의 전기신호 전달 체계에 이상이 생겨 심장이 불규칙하게 뛰는 상태다. 심박이 지나치게 빠르거나 느려지거나, 불규칙하게 뛰는 증상이 나타날 수 있다.
- **협심증**: 심장으로 가는 혈액 공급이 부족해져 가슴 통증이나 압박감이 반복적으로 나타나는 질환이다. 관상동맥의 협착이 주요 원인이다.
- **동맥경화증**: 혈관 내벽에 콜레스테롤, 산화된 지질, 염증세포, 혈소판 등이 축적되어 혈관이 점차 좁아지고 딱딱하게 굳어지는 질환이다. 이로 인해 혈류가 방해받고 혈관이 막히기도 한다.
- **뇌혈관 질환**: 뇌로 가는 혈관에 문제가 생겨 뇌로의 혈류가 차단되거나 출혈이 발생하는 질환이다. 뇌졸중과 뇌출혈이 여기에 포함된다. 특히 뇌졸중은 뇌혈관이 막혀서 발생하는 질환으로 뇌출혈보다 더 많이 발병한다.

심혈관 질환의 대표적인 증상

- **가슴 통증**: 가슴 통증은 심혈관 질환에서 가장 흔하게 나타나는 증상이다. 압박감, 쥐어짜는 듯한 통증, 답답함, 불타는 듯한 느낌 등 다양한 양상으로 나타날 수 있으며, 운동이나 계단 오르기 등으로 심장박동이 증가할 때 악화되는 경향이 있다.
- **호흡곤란**: 심장의 펌프 기능이 저하되면 폐로 가는 혈류에 정체가 생겨 호흡곤란이 발생할 수 있다. 이는 활동 중은 물론 휴식 시에도 나타날 수 있다.
- **어지럼증**: 심장이 충분한 혈액을 뇌로 공급하지 못할 때 어지럼증이 발생할 수 있다. 갑작스럽게 나타났다가 사라지는 경우도 많다.
- **피로감**: 심장 기능이 저하되면 전신의 장기로 충분한 혈액이 공급되지 못해 만성피로를 느끼게 된다. 피로가 심할 경우 일상생활에도 지장을 줄 수 있다.
- **그 외 증상**: 심혈관 질환의 종류에 따라 다양한 증상이 동반될 수 있다. 협심증의 경우 가슴 통증 외에도 식은땀, 구토, 메스꺼움 등이 동반될 수 있다. 심근경색의 경우 가슴 통증이 30분 이상 지속되며, 진통제 복용에도 통증이 잘 가라앉지 않는 경우가 많다. 이외에도 호흡곤란, 어지럼증, 실신 등이 발생할 수 있다.

심장의 건강 상태를 나타내는 주요 지표

- **심근 혈액 소요량** : 심장이 정상 기능을 수행하는 데 필요한 1분당 혈액 요구량. 심박수와 수축력, 혈압, 심장 벽 긴장도에 따라 달라진다.
- **심근 혈액 관류량** : 관상동맥을 통해 심근으로 실제 공급되는 1분당 혈류량.
- **심근 산소 소모량** : 1분당 심근이 소모하는 산소량으로 심장의 에너지 소모 상태를 반영한다.
- **심장 1회 박출량** : 심장이 1회 수축 시 박출하는 혈액량.
- **말초혈관 저항** : 좌심실이 대동맥으로 혈액을 내보낼 때 마주하는 전신 혈관 저항.
- **좌심실 수축력** : 좌심실이 대동맥으로 혈액을 펌프할 때 심실 벽에 가해지는 수축기 압력.
- **관상동맥 탄성** : 관상동맥 벽의 유연성과 신축성 정도. 탄성이 감소하면 협착 위험이 커진다.
- **관상동맥 관류압** : 관상동맥으로 혈류를 공급하는 압력. 주로 대동맥 이완기압과 좌심실이완기말압(LVEDP. 확장이 끝나서 수축이 시작되기 직전의 좌실 내압)의 차이로 결정된다.

심혈관 건강은
이렇게 개선하자

심혈관 건강은 심장 근육과 혈관 관리에 신경 쓰면 충분히 좋아질 수 있다. 여기에서는 심혈관 건강에 도움이 되는 영양요법을 소개한다.

칼슘

인체에서 가장 많이 필요로 하는 미네랄이다. 근육의 수축과 신경 기능 조절에 중요한 역할을 하며, 심장박동 유지에도 관여한다. 인스턴트 식품, 육류, 유제품 등을 자주 섭취하면 산성 대사물질이 증가해 칼슘 소모가 많아질 수 있다. 칼슘 부족은 심장 근육의 기능 저하와 혈관 경직에 영향을 줄 수 있으므로, 식이로 부족할 경우 보충제를 통해 섭취하는 것도 도움이 된다. 필자도 대학생 때부터 혈압이 높아 고생했으나, 칼슘을 충분히 섭취한 후 정상 혈압을 유지할 수 있게 되었다.

마그네슘

심장 근육을 안정시키고 혈압을 조절하는 데 도움을 준다. 칼슘이 근육을 수축시키는 역할을 한다면, 마그네슘은 이를 이완시키는 역할을 해 균형을 유지한다. 견과류, 콩류, 녹차, 달걀 등에 풍부하게 들어 있다.

오메가-3

관상동맥 질환 예방과 심장마비, 부정맥, 심부전 등 심혈관 질환의 관리에 도움을 준다. 양질의 오메가-3는 지방산의 산화를 억제하고, 염증을 줄이며, 혈중 중성지방 수치를 낮추는 데 효과적이다. 고등어, 연어, 참치, 견과류, 올리브유 등에 풍부하다.

관상동맥은 혈관 지름이 상대적으로 좁고 심장 펌프압을 가까이에서 받기 때문에 손상과 협착이 쉽게 발생할 수 있다. 이때 LDL콜레스테롤이나 중성지방이 산화되어 혈관 벽에 침착되면 동맥경화가 진행될 수 있는데, 오메가-3는 이러한 산화 스트레스를 줄이고 염증반응을 완화하는 데 효과적이다. 오메가-3는 지방 대사의 균형을 잡아주고 혈관 벽 건강을 유지하는 데 중요한 역할을 한다.

셀레늄

강력한 항산화 미네랄로, 과산화수소 등 활성산소를 제거하여 심장과 혈관의 노화를 예방하고 손상을 줄이는 데 도움을 준다. 꾸준한 섭취는 심혈관 조직의 건강을 유지하는 데 유익하다.

코엔자임Q10

세포 에너지 대사에 필수적인 물질로, 심부전이나 고혈압 보조 치료에 활용되기도 한다. 특히 LDL콜레스테롤의 산화를 억제하고 산화 스트레스를 줄여 혈관 기능과 혈류 개선에 도움을 줘 심혈관 건강 유지에 기여한다. 체내에서 자연적으로 생성되지만 나이가 들수록 감소할 수 있어 보충이 필요할 수 있다.

비타민D

햇볕을 통해 체내에서 생성되며, 소장에서 칼슘 흡수를 촉진하여 뼈와 심혈관 건강 유지에 관여한다. 햇빛에 말린 표고버섯, 목이버섯, 등푸른 생선, 달걀노른자 등에 풍부하다.

비타민D는 지방에 용해되는 지용성 비타민으로, 뼈와 심혈관 건강 모두에 중요한 역할을 한다. 장에서 칼슘과 인의 흡수를 촉진하여 골격 형성을 돕고, 신장에서 활성형으로 전환되어 체내 칼슘 농도를 조절한다. 또한 면역 조절, 혈관 기능 유지, 염증 억제 등에 관여하여 심혈관 건강 유지에도 도움이 된다.

비타민C

대표적인 항산화 비타민으로, 활성산소로부터 혈관을 보호하고 콜라겐 합성을 촉진하여 혈관 탄력을 유지하는 데 도움을 준다. 꾸준한 섭취는 혈관 건강 유지에 중요하다.

고혈압과 고지혈증, 치료제의 진실

사람마다 체형과 생활습관, 혈관 건강 상태는 저마다 다르다. 어떤 이는 과체중이고, 어떤 이는 마른 체형이다. 누구는 육식 위주의 식사를 하고, 누구는 채식 위주로 소식을 하면서 생활하기에 혈액 상태도 개인마다 다를 수 있다. 또한 나이가 들수록 혈관의 탄력이 떨어지고 경화가 진행될 가능성이 높아진다. 따라서 혈압은 이런 여러 요인에 따라 오르내리게 된다.

혈압이란 혈액이 온몸으로 순환하기 위해 심장에서 뿜어내는 압력이다. 정상적인 범위에서 혈압은 하루에도 수시로 변동하며, 특히 혈액의 점도와 혈관의 탄력에 큰 영향을 받는다. 그러나 현대 의료에서는 일정한 '정상 기준'을 설정해두고 이를 벗어나면 고혈압으로 진단하고 약물을 처방하는 경향이 있다. 2017년 미국심장협회(AHA)에서는 정상 혈압 기준이 기존의 140(수축기)/90(이완기)mmHg에서 130/80 mmHg로 조정되면서 고혈압 진단 인구가 크게 늘어난 바 있다. 이에 따라 미국 성인 인구의 32%였던 고혈압 환자군이 46%로 대폭 늘어났다. 아쉬운 점은 의료계는 고혈압이 위험하다면서 약을 먹일 생각만 하지 혈압약으로 인한 부작용에 대해선 이야기를 하지 않는다는 것이다.

고혈압 치료제의 작용 원리와 한계

그러면 혈압약은 어떤 기전으로 혈압을 낮추는 걸까? 혈압은 혈관, 혈액, 심장의 펌프 능력 등의 영향을 받는데, 혈압약은 이들의 작용을 강제함으로써 혈압을 낮추는 경우가 많다.

첫째, 혈관을 확장시키는 방법이다. 교감신경의 흥분을 억제하거나 부교감신경을 활성화시키는 방식으로 혈관이 확장되면 혈액이 흐르는 저항이 줄어들고 혈압이 떨어진다. 이는 자율신경계의 조절 메커니즘을 약물이 대신 작용하도록 유도하는 방식이다.

둘째, 혈액량을 줄이는 방법이다. 혈액의 상당 부분은 수분이다. 혈액량이 줄어들면 혈관 속 압력이 떨어지므로 이뇨제를 사용해 체내 수분을 배출시키고 혈압을 낮춘다. 그러나 장기간 사용 시 전해질 불균형이나 신장 부담 등의 부작용이 생길 수 있어 관리가 필요하다. 그래서 고혈압 환자들에게 고지혈증 약을 병행처방하는 것이다.

셋째, 심장박동을 조절하는 방법이다. 심장의 수축력을 조절하는 베타차단제나 칼슘채널차단제를 사용하여 심장의 펌프 강도를 낮춘다. 칼슘채널차단제는 심장 근육 세포막의 칼슘이온 통로를 부분적으로 차단해 수축력을 조절하는데, 이런 방식은 심장의 수축력이 약화될 수 있고, 드물지만 부정맥이나 심장 기능 저하와 같은 부작용 가능성도 존재한다.

보통 병원에서는 혈압약을 처방할 때 먼저 혈관 확장제나 이뇨제를 사용하고, 그래도 혈압이 잘 조절되지 않으면 심장박동을 억제하는 약을 추가로 처방한다. 대표적으로 칼슘차단제나 심박수억제제가 사용된다. 칼슘차단제는 심장 근육 세포막의 칼슘 통로를 차단하여 심장 근육의 수축력을 낮추고 심박수를 줄여 혈압을 낮추는 원리다. 이는 혈중 칼슘 농도를 떨어뜨리는 것이 아니라, 심장 세포로 칼슘이 유입되는 것을 조절하는 것이다. 이러한 약물은 심장박동력을 조절함으로써 혈압을 낮추지만, 드물게 부정맥이나 심장 기능 저하 등의 부작용이 발생할 수 있어 꾸준한 모니터링이 필요하다. 그러나 현실적으로 약물의 목적이 혈압 강하에 초점이 맞춰져 있어, 부작용보다는 수치 조절에만 집중하는 처방이 이루어지는 경우가 많다.

영양요법으로 고혈압 치료하기

고혈압일 때 가장 중요한 것은 약물로 억지로 수치를 낮추기보다는, 혈압이 자연스럽게 정상화될 수 있는 몸 상태를 만드는 것이다. 가장 효과적인 방법은 혈액을 맑게 하고 혈관을 깨끗하게 유지하여 순환이 원활해지도록 돕는 것이다. 이를 위해 현미채식, 비타민C, 양질의 오메가-3, 칼슘과 마그네슘을 충분히 섭취하는 것이 도움이 된다.

필자 역시 대학생 시절부터 20년 넘게 높은 혈압(155/95)으로 고생했지만, 영양요법의 원리를 적용하여 3개월 정도 부족한 영양소를 집중 보충하면서 혈압이 정상 범위(128/72)로 안정되었다. 특히 칼슘 결핍이 심했기에 보충을 통해 큰 도움을 받았다. 다만 영양소 섭취량은 개인의 결핍 상태와 장의 흡수 능력에 따라 조절될 수 있다.

한편, 부정맥이나 심장이 과하게 두근거리는 증상은 때로 심장 기능 유지에 필요한 칼슘, 마그네슘과 같은 전해질이나 오메가-3 등 영양소 부족이 일부 원인이 되기도 한다. 이런 경우 천연 유래의 고품질 영양제를 섭취하면 개선되는 경우가 있다. 다만 모든 부정맥이 영양소 부족으로만 설명되지는 않으므로 정확한 진단이 우선되어야 한다. 시중 영양제의 경우 합성 원료보다 천연 유래 원료가 흡수율과 안전성 면에서 유리할 수 있다. 물론 제품의 품질과 제조 방식에 따라 차이가 있을 수 있으므로 성분의 출처와 형태도 꼼꼼히 살펴볼 필요가 있다.

고지혈증 치료제의 기전과 부작용

고지혈증은 혈중 지방이 필요 이상으로 많아져 혈관 내에 기름기가 끼고 혈액 흐름이 원활하지 않은 상태를 말한다. 이로 인해 동맥경화, 협심증, 심근경색, 뇌졸중 등 각종 심혈관 질환의 원인이 될 수 있다. 고혈압 환자나 스텐트 시술·관상동맥우회술을 받은 심혈관 환자들은 고지혈증 치료제를 병행 처방받는 경우가 많다.

고지혈증 치료제는 이름은 다양하지만 대부분 스타틴 계열 약물이 주류를 이룬다. 스타틴은 간에서 콜레스테롤을 합성하는 HMG-CoA 환원효소를 억제하여 체내 LDL콜레스테롤 수치를 강력히 낮추는 작용을 한다. 이와 함께 항염증, 항산화, 혈소판 응집 저해 효과도 있어 심혈관 질환 예방에 사용된다. 리피토, 크레스토, 레스콜 등이 대표적인 스타틴 제제이며, 저용량 아스피린이 병행처방되기도 한다.

그러나 콜레스테롤은 우리 몸에 꼭 필요한 물질이다. 세포막, 스테로이드 호르몬, 비타민D, 담즙산의 합성 등 신체 필수 기능을 담당한다. 뇌에서의 역할도 중요한데, 체내 콜레스테롤의 약 25%가 뇌에 존재하며 신경 전달과 뇌세포 보호에 관여한다. 콜레스테롤이 과도하게 억제되면 우울증, 기억력 저하, 알츠하이머 등 신경정신계 질환이 생길 수 있다는 연구 결과도 일부 보고되고 있다.

스타틴의 부작용 중 특히 중요한 것은 코엔자임Q10 감소다. 스타틴은 콜레스테롤 합성과 함께 코엔자임Q10 생성 경로도 억제하기 때문에 혈중 코엔자임Q10 수치가 평균 30~40%까지 저하될 수 있다. 코엔자임Q10은 세포 에너지 대사와 항산화에 핵심적인 역할을 하므로 장기 복용 시 근육통, 피로, 심장 기능 저하 등의 증상이 나타날 수 있다.

또한 일부 연구에서는 스타틴 장기 복용 시 비타민K2 대사에 영향을 주어 혈관의 석회화를 진행시킬 수 있다는 보고도 있다. 다만 이 부분은 아직 확실히 밝혀진 결론은 아니며 연구가 지속되고 있다.

콜레스테롤이 지나치게 낮아질 경우 혈관 벽의 안정성이 약해져 출혈성 뇌졸중 발생 가능성을 높일 수 있다는 보고도 있으며, 실제로 혈압이나 스타틴 치료 시 뇌경색 예방 효과는 분명하지만 뇌출혈과의 상관관계는 여전히 논쟁이 많다. 무엇보다 고지혈증에 대한 약물 치료는 반드시 부작용에 대한 의료진의 면밀한 평가와 균형 있는 판단 하에 이뤄져야 한다.

스타틴의 가장 심각한 부작용 중 하나는 횡문근융해증이다. 근육세포가 괴사하면서 세포 내 독성 물질이 혈중으로 방출되고 이 독소가 신장으로 흘러가 급성 신부전증으로 진행될 수 있다. 이러한 경우 빠른 스타틴 중단과 치료가 필요하다.

영양요법으로 고지혈증 치료하기

고지혈증은 단순히 혈중 콜레스테롤 수치만 낮추는 약물 치료보다 근본적으로 혈관 건강을 회복시키는 방향으로 접근하는 것이 중요하다. 고지혈증의 핵심 원인은 혈액 내 지방과 콜레스테롤이 산화되고 염증반응이 반복되면서 혈관 벽에 축적되는 것이다. 따라서 혈액을 맑게 하고 산화를 억제하며 염증을 줄여주는 영양요법이 가장 근본적인 치료법이 된다.

현미채식과 소식은 혈액의 점도를 낮추고 혈관 벽에 지방이 축적되는 것을 예방하는 데 도움이 된다. 여기에 더해 비타민C, 오메가-3, 코엔자임Q10, 비타민E, 셀레늄과 같은 항산화 영양소의 섭취는 혈관 산화를 억제하고 혈류를 원활하게 만들어준다.

특히 양질의 오메가-3는 고지혈증 치료에서 가장 중요한 영양소 중 하나다. 관상동맥처럼 지름이 좁은 혈관일수록 산화된 LDL콜레스테롤이나 중성지방이 굳어 막히기 쉬운데, 오메가-3는 이러한 지방 산화를 막고 이미 축적된 지방 찌꺼기를 부드럽게 만들어 혈관 건강을 회복시키는 데 탁월하다. 생선, 들기름, 견과류 등을 통해 양질의 오메가-3를 꾸준히 섭취하는 것이 좋다.

코엔자임Q10 역시 스타틴으로 인해 소모되기 쉬운 중요한 항산화물질로, 세포 내 에너지 대사에 관여하여 심장, 근육, 혈관의 기능 유지에 도움을 준다. 셀레늄과 비타민E는 활성산소를 제거하고 세포막을 보호하며, 비타민C는 산화된 지방 찌꺼기를 녹여내어 혈관 청소를 한다.

무엇보다 중요한 것은 고콜레스테롤의 근본 원인을 찾아 개선하는 것이다. 스트레스, 운동 부족, 잘못된 식습관, 과음, 흡연 등이 주요 원인이라면 생활습관부터 바로잡아야 한다. 약물로 콜레스테롤 수치를 억지로 낮추는 것은 오히려 신체의 정상적인 호르몬 대사, 세포막 기능, 뇌 기능에 악영향을 미칠 수 있으므로 신중한 접근이 필요하다.

알면 간단하지만, 모르고 약만 복용할 경우 장기적으로는 더 심각한 부작용을 초래할 수 있다. 결국 혈관을 청소하고, 혈액을 맑게 하는 영양요법이야말로 고혈압과 고지혈증 개선의 근본적 해법이다.

폐는 어떻게 우리 몸에 산소를 공급할까?

혈액 속에는 물, 산소, 영양소가 포함되어 있다. 이 세 가지는 인체의 생명 유지에 필수적이다. 그중 산소는 호흡을 통해 공급받는데, 단 몇 분만 산소 공급이 차단되어도 생명이 위험해질 수 있다.

호흡계의 구조와 원리

일반 성인은 보통 분당 15~18회의 호흡을 하며, 한 번에 받아들이는 공기는 약 0.5ℓ다. 그중에서 약 0.3ℓ의 산소가 폐포에서 혈액으로 전달된다. 운동 중에는 분당 100ℓ 이상의 공기를 들이마시고 내쉬며, 이를 통해 공기에서 약 3ℓ의 산소를 얻는다.

호흡을 통해 산소가 공급되는 통로는 기도이며, 이는 상기도와 하기도로 구분된다. 상기도는 코, 비강, 구강, 부비동, 인두, 후두를 말하고, 하기도는 기관, 기관지, 세기관지, 폐포 등을 말한다.

기관은 폐포까지 공기를 전달하는 주요 통로로, 길이 약 10cm 정도이

폐의 구조

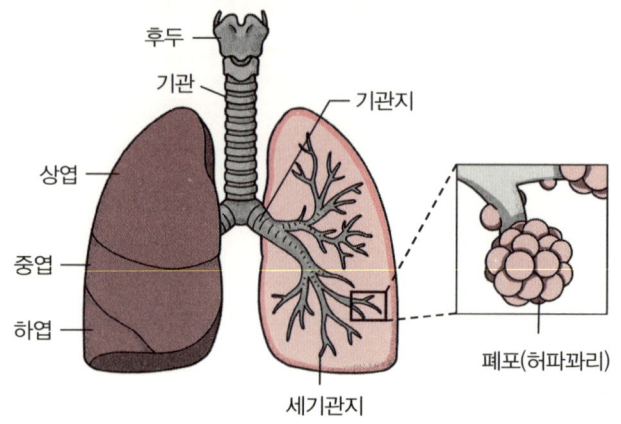

다. 기관 벽에는 20여 개의 C자형 연골조직이 말발굽처럼 겹겹이 쌓여 있어 굽거나 휘어도 기도가 쉽게 막히지 않고 공기 흐름이 원활하게 유지된다. 이 구조 덕분에 외부 압박이나 움직임에도 공기가 안정적으로 폐로 전달된다.

　기관에서 양쪽으로 분기된 기관지는 외부의 공기를 들숨으로 받아들여 폐포까지 전달하고, 폐포에서 나온 이산화탄소를 날숨으로 배출하는 통로다. 혈액이 혈관을 통해 순환하듯, 공기는 기관지를 통해 이동한다. 기관지 내부는 점막으로 덮여 있으며, 점막 아래에는 점액선과 섬모, 기관선, 기관림프절 등이 분포해 있다. 이들은 호흡 중 유입되는 이물질, 세균, 바이러스 등을 포착해 상기도로 끌어올려 기침, 가래, 삼킴 등을 통해 몸 밖으로 배출하거나 림프계를 통해 처리함으로써 호흡기를 보호한다.

　폐 안에는 허파꽈리라고도 하는 폐포가 약 3억 개 존재하며, 폐포 1개의 크기는 약 0.2mm이다. 폐포는 수많은 모세혈관으로 둘러싸여 있고, 탄력 있고 얇은 점막층으로 되어 있다. 이 점막층에서 산소와 이산화탄소의 가스교환이 이루어진다. 흡입된 산소는 폐포에서 혈액 속 적혈구의 헤모글로빈과 결합하여 전신으로 운반된다. 이산화탄소는 대부분 물에 잘 녹아 혈장 내 중탄산염(HCO_3^-) 형태로 이동하며, 일부는 적혈구 속 헤모글로빈과 결합하여 운반된다. 이 과정에는 적혈구 내 탄산무수화효소(이산화탄소를 운반하기 쉽게 물에 잘 녹는 형태인 중탄산이온으로 바꿔주는 촉매 역할)가 중요한 역할을 한다. 체내 신진대사 과정에서 발생하는 이산화탄소와 다양한 노폐물은 주로 폐를 통해 약 70%가 배출되고, 일부는 피부(약 20%), 소변(약 7%), 대변(약 3%)을 통해 배출된다. 간에서 해독된 지용성 노폐물은 물에 녹지 않는 경우 휘발성 기체로 전환되어 다시 폐를 통해 배출되기도 한다.

코호흡과 입 호흡

우리는 보통 코로 숨을 쉬거나 입으로 숨을 쉰다. 하지만 인체 건강을 위해서는 코호흡이 훨씬 더 유익하다. 사람의 콧속 점막에는 장액과 점액이 분비되고, 수많은 섬모가 있어 1분에 약 250회씩 섬모운동을 하며 먼지나 세균을 인두 쪽으로 밀어내어 배출한다. 이는 호흡기로 들어오는 이물질을 1차적으로 걸러내는 중요한 방어 기전이다.

코호흡의 가장 큰 장점은 흡입한 공기의 질을 조절하는 데 있다. 코로 들어온 공기는 부비동(코 주변 뼛속 공간)에서 생성되는 산화질소(NO)와 섞이며 기도와 폐포로 이동한다. 산화질소는 폐혈관 확장과 살균 작용,

코의 구조

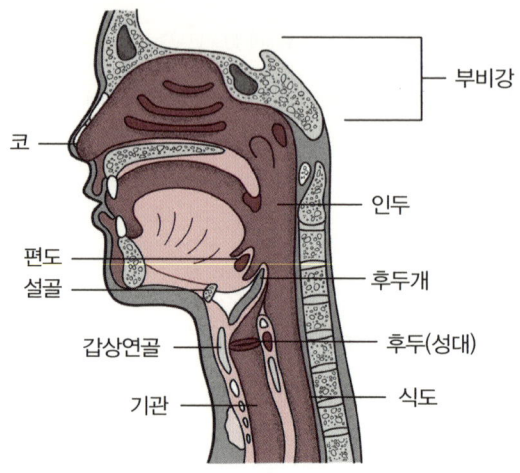

산소 교환 촉진 등에 기여하여 호흡 효율을 높여준다. 이 과정에서 코는 공기의 온도와 습도도 조절한다. 들이마신 공기는 코를 통과하며 습도가 40%, 온도는 약 30℃로 맞춰져 폐로 전달된다. 폐는 이런 온도와 습도의 공기를 가장 효율적으로 받아들인다.

코호흡은 뇌에도 긍정적인 영향을 미친다. 뇌는 전체 혈류의 약 20%를 소모하며 열이 많이 발생하는데, 코로 흡입한 공기가 상대적으로 뇌를 식혀주는 역할도 한다. 그래서 코호흡을 하면 머리가 맑아지고 집중력이 향상되기도 한다. 반면 입호흡은 이러한 조절 기능이 거의 작동하지 않는다. 입으로 들어온 공기는 온습도 조절 없이 차갑고 건조한 상태로 기관지를 자극한다. 기관지 점막이 건조해지면 방어 기능이 저하되고 점액이 과다 분비되어 섬모의 움직임을 방해하며, 이로 인해 호흡기 감염과 염증 위험이 높아질 수 있다. 또 입호흡은 혈액 내 산소 농도 유지에도 불리해 결국 전신 혈액순환장애로 이어질 수 있다. 특히 수면 중 입호흡은 건강에 더 해롭다. 코를 골거나 입술이 자주 마르는 사람은 입호흡을 하고 있을 가능성이 높으며, 이는 폐 기능 저하로 이어질 수 있다. 비염이나 축농증이 있는 경우에는 코호흡이 어려워 입호흡이 반복되므로 평소 코 건강 관리도 매우 중요하다.

호흡 시 심호흡이 중요한 이유

호흡할 때 얕은 호흡을 여러 번 반복하는 것보다 깊은 심호흡이 산소 교환의 효율을 높인다. 이는 폐의 구조와 관련이 있다. 기도에서 폐포에 이르는 공기 이동 통로를 '사강(dead space)'이라 하는데, 이곳에서는 가스교환이 이루어지지 않는다. 얕은 호흡을 반복하면 많은 공기가 사강에 머물러 실제 폐포에서 산소 교환에 참여하는 공기량이 줄어든다. 반면, 깊은 심호흡은 사강의 손실을 줄이고 더 많은 공기가 가스교환에 활용되도록 돕는다.

숨 내쉬기 어려운 이유

호흡이 건강할 때는 들숨과 날숨이 자연스럽지만 기관지 기능이 약해지면 숨 내쉬기가 어려워진다. 흉곽 수축으로 폐포와 기관지 지름이 좁아지고, 협착이 있으면 이산화탄소가 빠져나가지 못해 답답함을 느낀다. 저항이 심하면 쌕쌕거림이 나타나고 심할 경우 천식으로 이어진다. 산소 공급이 부족하면 혈액 순환도 나빠져 전신 건강에 나쁜 영향을 준다.

폐가 건강하지 않을 때 생기는 일들

폐의 건강이 나빠지면 다양한 질병이 발생할 수 있다. 대표적인 질환은 아래와 같다.

만성폐쇄성폐질환(COPD)

폐 기능이 점차 저하되는 만성질환으로 호흡곤란, 기침, 가래 등이 주요 증상이다. 주된 원인은 흡연이지만 직업적으로 먼지나 화학물질, 유기용제, 가스, 매연 등에 반복적으로 노출될 경우에도 발병 위험이 높아진다. 또한 실내 공기 오염, 난방장치나 가스레인지 사용 시 발생하는 독성 물질도 영향을 줄 수 있다. 증상이 점차 진행되면 가벼운 활동만으로도 숨이 차고 일상생활에 제한이 생긴다.

폐섬유증

폐 조직이 점차 손상되어 섬유화가 진행되는 질환이다. 주요 증상으로는 호흡곤란, 마른기침, 피로감 등이 나타나며, 섬유화가 심해지면 폐포 간질이 두꺼워져 산소 교환 능력이 떨어진다. 그 결과 환자는 일상적인 활동 중에도 숨이 차고 호흡이 힘들어진다. 일부는 명확한 원인을 확인할 수 있지만, 특별한 원인을 찾지 못하는 경우 '특발성 폐섬유증'으로 분류된다. 현재 섬유화된 폐 조직을 되돌릴 수 있는 방법은 없지만, 약물 치료로 병의 진행 속도를 늦출 수 있다.

폐암

폐의 상피세포가 비정상적으로 증식하여 발생하는 악성종양이다. 발생 부위에 따라 기관지 중심부에 생기는 중심형과 말초 부위에서 생기는 말초형으로 나뉜다. 폐암은 한국에서 암 사망 원인 중 가장 높은 비중을 차지한다. 대표적인 증상으로는 호흡곤란, 흉통, 기침, 혈담 등이 있다.

폐암은 폐의 상피세포가 비정상적으로 증식하면서 발생하는 악성종양으로, 조직학적으로 편평상피암, 선암, 소(小)세포암, 대(大)세포암 등으로 구분된다. 이 중 치료와 예후는 암의 종류에 따라 차이가 크다. 발생 부위에 따라 기관지 중심부에 생기는 중심형과 폐 말초 부위에 생기는 말초형으로 나뉘며, 치료 접근에서는 소세포암과 비(非)소세포암으로 크게 구분한다. 선암은 말초 부위에서 잘 발생하며, 최근 들어 발생 빈도가 꾸준히 증가하고 있다. 전체 폐암의 약 35~40%를 차지하며, 특히 비흡연자나 여성에서 비교적 흔하게 나타난다. 소세포암은 신경내분비 세포에서 발생하는 암으로 진행 속도가 매우 빠르고 예후가 가장 나쁜 편이다. 소세포암 환자의 대부분은 흡연 이력이 있다.

폐부종

폐부종은 폐에 체액이 고여 저산소증과 심한 호흡곤란을 유발하는 상태로, 하나의 질병이라기보다는 여러 질환에서 나타날 수 있는 증상이다. 폐부종의 원인은 크게 심인성과 비심인성으로 나뉜다.

심인성 폐부종은 심장 기능 이상으로 발생한다. 좌심실부전, 승모판 협착증 등으로 인해 좌심방과 폐정맥의 압력이 상승하면 혈액이 폐모세혈관을 통해 간질 조직과 폐포로 스며들게 된다. 이로 인해 폐포 내로 체액이 유출되면서 가스교환이 저하되고 호흡곤란이 심해진다.

비심인성 폐부종은 심장 이외의 원인으로 발생한다. 저알부민혈증, 림프계 차단, 심한 염증반응에 의한 폐포-모세혈관 막의 투과성 증가 등이 대표적이다. 특히 성인 호흡곤란증후군(ARDS)에서는 염증으로 인해 폐포 벽의 투과성이 급격히 증가하면서 체액이 폐포로 스며든다. 폐부종이 발생하면 산소 교환이 원활히 이루어지지 않아 저산소증이 나타나고, 심한 호흡곤란과 함께 숨이 가빠지고 심박수가 빨라지는 증상이 동반될 수 있다.

폐 감염

면역력이 약해지면 폐에 다양한 감염이 발생할 수 있다. 대표적으로 폐렴, 기관지염, 결핵 등이 있으며, 이로 인해 기침, 가래, 호흡곤란 등의 증상이 나타날 수 있다. 폐 감염을 일으키는 병원체로는 세균, 바이러스, 진균, 원충, 기생충 등이 있다.

폐렴

폐렴은 세균이나 바이러스 등으로 인해 세기관지 이하의 폐 조직에 염증이 발생하는 감염성 질환이다. 일반적으로 발열, 기침, 가래 등이 나타나며, 심한 경우 호흡곤란이 동반되기도 한다. 원인으로는 세균, 바이러스, 곰팡이 등이 있으며, 드물게 화학물질이나 구토물 등을 흡입하여 발생하는 흡인성 폐렴도 있다.

기관지염

기관지염은 급성과 만성으로 구분된다. 급성 기관지염은 바이러스나 세균 등이 기관지에 침입하여 급성 염증이 발생하는 경우로, 유행성 독감이 확산될 때 함께 증가하는 경향이 있다. 만성 기관지염은 장기간 담배 연기나 유해물질에 노출되어 기관지에 지속적인 염증이 생긴 상태를 말하며, 임상적으로는 2년 이상, 매년 3개월 이상 기침과 가래 증상이 지속될 때 진단된다.

결핵

결핵은 전체 환자의 약 85%가 폐에서 발생하며, 혈류나 림프계를 통해 다른 장기로 퍼질 수도 있다. 환자의 기침이나 가래를 통해 공기 중으로 전파되며, 전형적인 증상으로는 피가 섞인 가래를 동반한 기침, 오한, 식은땀, 체중 감소 등이 나타난다.

폐의 건강 상태를 나타내는 주요 지표

● **폐활량** : 한 번 최대한 들이마신 뒤 내쉴 수 있는 공기의 총량을 의미한다. 폐포나 기관지가 수축되거나 협착되면 폐활량이 줄어들 수 있다. 이산화탄소는 혈액에서 폐포를 거쳐 몸 밖으로 배출되며, 폐활량이 감소하면 이산화탄소 배출이 원활하지 않아 숨이 차거나 답답함을 느낄 수 있다.

● **총폐용적** : 폐가 담을 수 있는 전체 공기량으로, 들숨으로 받아들인 산소와 잔기량(최대 한도로 숨을 내쉰 후에도 폐 속에 남아 있는 공기의 양)을 모두 포함한다. 산소는 폐포 벽을 통해 혈액으로 이동하여 전신으로 운반된다. 총폐용적이 줄어들어 산소 교환이 충분히 이루어지지 않으면 쉽게 피로를 느끼거나 하품, 기지개와 같은 반응이 나타날 수 있다.

● **기도 저항력** : 산소는 기도와 기관지를 거쳐 폐로 들어간다. 이 과정에서 기도나 기관지 벽이 염증, 점액 분비 과다, 손상 등으로 좁아지면 호흡 시 저항이 커진다. 이로 인해 쌕쌕거리는 천명음이 들릴 수 있으며, 기관지염이나 천식 등이 의심될 수 있다.

● **동맥혈 산소 함량** : 폐에서 산소가 충분히 흡수되지 않거나, 적혈구 수가 부족해 산소를 운반하는 능력이 저하되면 동맥혈 산소 함량이 낮아질 수 있다. 기도 저항이 심하거나 공기 오염이 심할 때도 산소 공급이 떨어진다. 빈혈이나 철분, 엽산, 아연 등의 부족, 운동 부족 등도 산소 운반 능력을 떨어뜨리는 원인이 될 수 있다. 반대로, 급성 염증이 있을 때 일시적으로 산소 소비가 증가하기도 하지만 산소 함량이 높아지는 것은 아니다.

폐 건강은 이렇게 개선하자

폐 기능 저하는 숨 쉬는 것에서 느껴지는 불편함에 그치지 않고 그 이상의 전신 건강 문제로 이어질 수 있으므로, 생활습관 개선과 유산소 운동을 통해 폐활량을 유지하는 것이 중요하다.

금연하고 인덕션레인지 사용하기

폐 건강 악화의 가장 큰 원인은 흡연과 실내 가스레인지 사용이다. 담배 연기와 불완전 연소된 가스는 폐 조직을 손상시켜 폐암, 만성폐쇄성폐질환(COPD) 등 다양한 질병 위험을 높인다. 금연을 실천하고, 가정 내 가스레인지를 유해가스가 발생하지 않는 인덕션레인지로 교체하는 것이 폐 건강을 위한 최우선 관리법이다.

따뜻한 물 섭취하기

기도는 식도와 인접해 있어 찬물이 식도를 지나가면 상기도 점막에

냉기가 전달되어 기도 점막의 기능 저하를 초래할 수 있다. 차가운 음료 대신 미지근한 물을 마시는 것이 폐 건강에 더 유리하다. 특히 새벽 시간에 찬물을 반복적으로 마시는 습관은 상기도와 호흡기에 부담을 줄 수 있으므로 주의해야 한다. 실제로 공기가 맑은 산속에 사는 스님들 중에서도 폐 질환으로 사망하는 사례가 종종 보고되는데, 이러한 현상은 새벽 냉수 섭취와 일정 부분 연관이 있는 것으로 추정된다.

균형 잡힌 식습관 실천하기

현미, 신선한 채소, 과일, 통곡물 등 식이섬유가 풍부한 식품을 충분히 섭취하되, 가공식품과 염분, 포화지방 섭취는 줄인다. 적절한 영양 섭취는 폐 건강을 유지하는 기본이다.

규칙적인 유산소 운동하기

유산소 운동은 폐활량을 늘리고 호흡 근육을 강화하는 데 효과적이다. 걷기, 달리기, 수영, 자전거 타기, 요가 등 자신에게 맞는 운동을 꾸준히 실천하는 것이 중요하다. 여기에 근력 운동을 병행하면 호흡 근육의 힘이 더욱 강화되어 폐 기능 향상에 도움이 된다.

특히 복식호흡 훈련을 함께 하면 효과가 더욱 높아진다. 복식호흡은 숨을 깊게 들이마시고 천천히 내쉬는 과정에서 횡경막이 충분히 확장되고 수축하도록 만들어준다. 이는 폐의 탄력과 호흡 효율을 높이는 핵심적인 방법이다.

코호흡 습관 들이기

호흡은 코로 하는 것이 기본이다. 코를 통해 흡입된 공기는 코털과 점막, 부비동을 거치며 이물질이 걸러지고, 습도와 온도가 조절되어 폐에 적합한 상태로 전달된다. 반면 입호흡은 건조한 공기와 이물질이 직접 폐로 전달되어 기관지 자극과 폐 기능 저하로 이어질 수 있다. 특히 수면 중 입호흡은 더욱 유의해야 하며, 비염 등 코 질환이 있다면 적극적으로 치료하는 것이 바람직하다.

공기 질 관리하기

미세먼지, 자동차 배기가스 등 오염된 공기는 폐 건강에 악영향을 준다. 외출 시 마스크를 착용하고 실내에서는 공기청정기 사용과 적절한 습도 유지로 공기 질을 관리해야 한다.

정기검진 받기

폐 질환은 초기 증상이 미약할 수 있으므로 정기적인 폐 기능 검진이 중요하고, 문제가 발견될 경우 조기에 치료하는 것이 중요하다. 흡연자, 폐 질환 가족력이 있는 사람은 더욱 주의해야 한다.

적절한 의료 관리 병행하기

폐 기능 저하는 완치가 어려울 수 있으나, 조기 관리와 적극적인 치료를 통해 증상 악화와 합병증을 예방할 수 있다. 약물 치료, 호흡 재활,

산소요법 등이 필요할 수 있으며, 의사의 진단에 따라 적절한 치료 계획을 따르는 것이 중요하다.

폐 건강을 위한 영양소 섭취하기

코와 폐는 점막으로 덮여 있어, 점막을 강화하고 산화 스트레스를 줄여주는 영양소 섭취가 폐 건강 유지에 도움이 된다. 특히 폐포의 모세혈관이 막히거나 염증이 발생하면 호흡기 질환으로 이어지기 쉬운데, 이를 예방하기 위해 혈액과 혈관을 건강하게 유지하는 영양소 보충이 필요하다.

- **카로티노이드**: 점막 보호와 항산화 작용에 탁월하다. 녹황색 채소, 당근, 호박, 고구마 등에 풍부하게 함유되어 있으며, 폐와 호흡기 점막을 보호하는 데 효과적이다.
- **비타민C**: 강력한 항산화 작용으로 혈관과 모세혈관의 탄력 유지에 도움을 주며, 폐포의 모세혈관 기능을 보호해 산소 교환 능력을 유지하도록 돕는다.
- **비타민E**: 산화 스트레스로부터 세포 조직을 보호하며, 오메가-3와 함께 섭취할 경우 항산화·항염 효과가 상승된다.
- **오메가-3**: 염증을 조절하고 미세 혈관 순환을 개선하여 폐 모세혈관의 기능 유지와 염증성 호흡기 질환 예방에 기여한다.
- **칼슘·마그네슘**: 혈관과 근육의 수축·이완을 조절하여 폐 혈류를 원활히 유지하는 데 간접적으로 기여한다.

이러한 항산화 및 점막 강화 영양소들은 감기, 독감, 코로나 등 바이러스성 호흡기 질환의 예방과 관리에도 보조적 도움을 줄 수 있다. 다만 감염성 질환 치료에는 의사의 처방에 따른 항바이러스제 등 의학적 치료가 병행되어야 한다.

대표적인 호흡기 질환, 감기

감기는 대부분 바이러스에 의해 발생한다. 생활환경과 공중보건이 개선되면서 세균성 감염은 줄어서 현재 감기 원인의 90% 이상이 바이러스다. 알려진 감기 바이러스는 200종 이상이며, 그중 30~50%는 리노바이러스, 10~15%는 코로나바이러스다. 감기 바이러스는 주로 코와 목의 점막을 통해 감염되며, 손에 묻은 바이러스가 눈·코·입을 만질 때도 전파될 수 있다.

감기는 주로 가을과 겨울철에 실내 생활이 길어질 때 빈번히 발생하고, 독감은 감기와 증상은 비슷해도 원인 바이러스, 합병증, 치료법 등이 다르다.

세균과 바이러스의 차이

세균은 단세포 미생물로 자체적으로 증식하고 일부는 유익하지만, 바이러스는 세포를 가지지 않아 스스로 살아갈 수 없고, 숙주세포에 기생해야만 증식이 가능하다. 세균은 항생제로 치료가 가능하지만, 바이러스는 항바이러스제만으로 치료가 가능하며, 대부분의 감기 바이러스에는 특효 항바이러스제가 없다. 감기약도 바이러스를 죽이지 못하고 증상 완화에 초점을 둘 뿐이다. 그래서 유럽의 의사들은 감기에 휴식, 수분 섭취, 비타민C 보충 정도를 권장한다.

바이러스는 유전정보 변이가 심해 돌연변이와 변형이 잦다. 그래서 독감 바이러스나 헤르페스바이러스처럼 반복 감염이나 잠복 감염이 가능하다. 또한 일부 바이러스는 암을 유발하기도 한다.

감기의 발병 과정과 면역반응

감기는 체내로 냉기가 유입되면서 시작된다. 체온을 높이기 위해 오한과 발열이 발생하고, 열감·콧물·재채기·기침 등의 증상이 나타난다. 이때 면역계는 인터페론, 히스타민, 사이토카인 등을 분비하여 바이러스와 싸우는데, 이 과정에서 백혈구 활동이 활발해진다. 발열은 회복을 위한 호전반응이며, 억지로 해열제를 사용하면 면역반응이 억제되어 합병증으로 진행될 위험이 있다. 감기 바이러스가 장으로 가면 장염, 귀로 가면 중이염, 폐로 가면 폐렴 등으로 이어질 수 있다.

감기 초기에는 족욕, 반신욕 등으로 땀구멍을 열어 속열을 빼주고, 대파뿌리를 달인 물을 마시면 해열에 도움이 될 수 있다. 비타민C 역시 면역세포를 활성화시켜 회복을 돕는다.

감기 예방과 영양요법

감기는 초기에 잘 대응하는 것이 가장 중요하다. 점막을 강화하는 카로티노이드 계열의 영양소(베타카로틴 등)와 비타민C를 충분히 섭취하면 도움이 된다. 비타민C는 수용성이라 체내 유지 시간이 짧아 4시간 정도 효과가 지속되므로, 하루 4회로 나누어 꾸준히 섭취하는 것이 효과적이다.

감기는 현미채식을 기본으로 충분한 수분 섭취와 비타민 보충, 규칙적인 수면, 가벼운 운동을 병행하면 대부분 1주일 이내에 자연적으로 회복된다. 감기는 휴식과 영양관리로 관리할 수 있는 질환이므로, 불필요하게 약물을 장기간 복용하여 면역반응을 억제하는 것은 오히려 증상을 악화하는 요인이 될 수 있다.

5강
우리 몸의 관제탑, 뇌·눈·귀

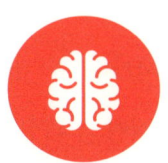

우리 몸은 머리와 몸통, 그리고 사지로 구성되어 있다. 머리는 다시 뇌와 눈 그리고 코와 입 등으로 이루어져 있다. 그중 뇌와 눈과 귀는 우리가 사물을 보고 듣고 판단하는 주요 감각기관이다. 이들 기관의 건강은 머리 쪽으로 순환하는 혈액이나 림프 상태에 의해 좌우되므로 눈 건강에 문제가 있으면 귀 건강에도 문제가 생기고, 귀 건강에 문제가 있으면 뇌 건강에도 적신호가 올 수 있다.

신경계와 감각 기능을 담당, 삶의 질을 좌우한다

뇌, 눈, 귀는 머리에 모여 있는 주요 기관으로, 각각 신경계와 감각 기능을 담당하며 우리의 일상생활과 생명 유지에 필수적인 역할을 한다. 사물을 보고 듣고 판단하고 균형을 유지하는 모든 감각 활동이 이들 기관을 통해 이루어진다. 이들의 건강과 기능은 머리로 흐르는 혈액 순환과 밀접하게 연관되어 있다. 머리 부위의 혈류가 원활하지 않으면 뇌 기능이 저하되고, 시력이 떨어지거나 귀 기능에도 문제가 생길 수 있다. 눈이 불편하면 귀와 뇌 기능 저하도 의심할 수 있다. 특히 경동맥은 뇌와 얼굴, 눈, 귀, 두피에 혈액을 공급하여 이들의 기능을 뒷받침한다.

뇌는 중추신경계의 중심 기관으로 사고, 감정, 기억, 운동을 조절한다. 눈은 외부의 빛과 색을 감지하여 그 정보를 뇌로 전달하며, 귀는 청각과 평형감각을 담당해 소리를 인식하고 몸의 균형을 유지하도록 돕는다. 이들 기관은 서로 긴밀하게 연결되어 있기 때문에 머리 부위의 혈액 순환을 잘 관리하는 것이 전반적인 뇌·눈·귀 건강 유지의 핵심이다.

뇌는 어떻게 생겼으며, 어떤 일을 할까?

우리가 어떤 일을 할 때 뇌는 감각기관이 받아들인 정보를 처리하며 마치 지휘자처럼 행동과 반응을 조절하고 지시한다. 예를 들어, 눈은 사물을 본 정보를 뇌로 보내고, 뇌는 이를 해석해 우리가 무엇을 보고 있는지 인식한다. 감정과 기억 역시 뇌가 담당한다. 경험이 입력되면 뇌의 특정 부위가 활성화되어 그 경험을 기억으로 저장하고 그 경험에 대한 감정이 형성된다.

뇌는 두개골과 뇌척수막으로 보호받으며, 아래로는 척수와 연결되고 내부에는 뇌척수액이 순환하여 외부 충격으로부터 뇌를 지킨다. 뇌는 기능과 구조에 따라 대뇌, 소뇌, 뇌간(뇌줄기)으로 나뉜다.

대뇌는 전체 뇌의 약 87%를 차지하며, 크게 대뇌피질과 변연계로 구분된다. 대뇌피질은 뇌의 가장 바깥층으로 사고, 판단, 창의력 등 인간 고유의 고등 인지 기능을 담당한다. 그 안쪽에는 변연계가 위치하며, 해마, 편도체, 선조체, 시상하부, 변연엽, 후각신경구 등이 포함된다. 변연

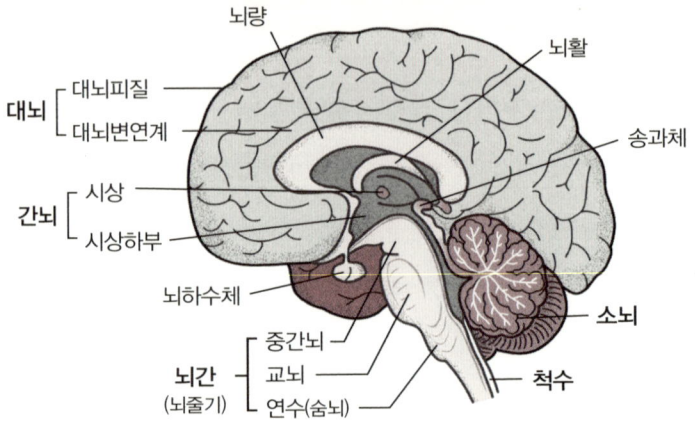

계는 감정의 처리와 표현, 동기 부여, 본능적 행동 조절, 기억 형성, 후각 정보 처리 등을 담당한다.

치매가 진행되면 대뇌피질의 기능이 먼저 저하되어 사고력과 기억력이 감퇴하고, 변연계 중심의 본능적 행동만 남는 경우도 많다. 따라서 대뇌는 인지 기능과 감정, 본능적 반응을 조화롭게 조절하는 핵심 부위라 할 수 있다.

소뇌는 대뇌 아래에 위치하며 근육 조정, 균형 유지, 미세한 운동 조절을 담당한다. 중간뇌, 교뇌, 연수로 구분되는 뇌간은 대뇌반구와 소뇌를 제외한 뇌의 중심부에 해당하며, 수많은 신경섬유 다발로 구성되어 있다. 호흡, 심장박동, 혈압, 체온 조절 등 생명 유지에 필수적인 자율신경계 기능을 담당한다. 뇌간의 상부인 중간뇌는 안구 운동, 홍채 조절, 시각·청각 반사에 관여하고, 몸의 균형 유지에도 관여한다. 교뇌는 중간뇌와 연수 사이에 위치하며 소뇌와 대뇌 간의 정보 전달을 돕고 얼굴 근육과 안면 운동 조절에 관여한다. 연수는 척수와 교뇌 사이에 있으며 호흡, 심장박동, 혈압 유지 등 생명 유지의 핵심 기능을 조절한다.

뇌는 또한 다양한 신경전달물질을 분비하여 전신을 제어하는 통신의 중심 역할을 한다. 1,000억 개 이상의 신경세포(뉴런)가 서로 복잡한 네트워크를 이루어 정보 전달과 반응을 조절하는데, 이 구조는 컴퓨터 회로망과 유사하다.

뇌의 무게는 약 1.5kg으로 체중의 약 2%를 차지하지만, 전체 산소와 혈류량의 20% 이상을 사용할 정도로 에너지 소모가 많은 기관이다. 특히 뇌의 구성 성분 중 지방이 60% 이상을 차지하는데, 이로 인해 산화 스트레스와 유해산소가 많이 발생한다. 따라서 뇌 건강을 지키고 싶다면 항산화 영양소와 지용성 비타민을 꾸준히 보충해주어야 한다.

뇌가 건강하지 않을 때 생기는 일들

뇌 기능이 저하되면 삶의 질이 뒤흔들리는 경험을 하게 된다. 그런 일을 겪기 전에 예방 차원에서 미리 알아보고 관리를 하면 조금이라도 뇌 기능이 저하되는 시기를 늦출 수 있다. 뇌 기능이 저하되면서 겪을 수 있는 질병과 증상은 아래와 같다.

치매

치매는 뇌의 혈액순환장애 등 다양한 원인으로 기억력과 언어능력, 인지능력이 심각하게 감소하여 일상생활을 제대로 하지 못하는 질병이다. 치매의 원인은 50~60%가 알츠하이머병이고, 뇌의 혈액순환장애에 의한 혈관성 치매가 20~30%이며, 기타 원인에 의한 치매가 20~30%를 차지한다. 혈관성 치매는 뇌 안에서 혈액 순환이 잘 이루어지지 않아 서서히 신경세포가 죽거나, 갑자기 큰 뇌혈관이 막히거나 터지면서 뇌세포가 죽어 발생하는 치매를 말한다.

치매와 건망증은 다르다. 건망증은 일반적으로 기억력의 저하를 호소하지만 언어능력과 판단력은 정상이어서 일상생활에 지장을 주지 않는다. 또한 건망증은 잊어버렸던 내용을 곧 기억해낸다거나 힌트를 들으면 금방 기억해내지만, 치매는 기억력 감퇴뿐 아니라 언어능력, 시공간 파악 능력, 인격 등 다양한 정신 능력에 장애가 발생하고 지적인 기능의 지속적 감퇴가 초래되어 일상생활에 문제가 생긴다.

알츠하이머병

치매를 일으키는 가장 흔한 퇴행성 뇌 질환으로, 보통 65세 이상에 생긴다.

알츠하이머병은 서서히 발병하여 점진적으로 진행되는 것이 특징이다. 초기에는 주로 최근 일에 대한 기억력에 문제를 보이다가 진행될수록 언어능력이나 판단력 등 다른 여러 인지능력의 이상을 동반하다가 결국 모든 일상생활 기능을 상실하게 된다. 알츠하이머병은 그 진행 과정에서 인지능력 저하를 비롯해 성격 변화, 초조 행동, 우울증, 망상, 환각, 공격성 증가, 수면장애 등의 정신·행동 증상이 흔히 나타나며, 말기에 이르면 경직, 보행 이상 등의 신경학적 장애, 대소변 실금, 감염, 욕창 등 신체적인 합병증까지 생길 수 있다.

현재는 베타아밀로이드라는 작은 단백질이 과도하게 만들어져 뇌에 침착되면서 뇌세포에 유해한 영향을 주는 것이 발병의 핵심 기전으로 알려져 있으나, 그 외에도 뇌세포 유지에 중요한 역할을 하는 타우단백질의 과인산화, 염증반응, 산화적 손상 등도 뇌세포 손상을 일으켜 알츠하이머병 발병에 영향을 미치는 것으로 보고되고 있다.

파킨슨병

파킨슨병은 뇌간의 중앙에 존재하는 뇌흑질의 도파민계 신경이 파괴됨으로써 떨림, 경직, 느림 등 움직임에 장애가 나타나는 질환을 말한다. 도파민은 뇌의 기저핵에 작용하여 우리가 원하는 대로 몸을 정교하게 움직일 수 있게 하는 중요한 신경전달계 물질이다.

파킨슨병의 증상은 뇌흑질 치밀부의 도파민계 신경이 60∼80% 정도 소실된 후에 명확하게 나타난다. 보통 뇌와 말초신경의 여러 부위에 알파시누클레인 단백질이 침착되어 발병하는 것으로 알려져 있다. 뇌흑질의 도파민계 신경이 파괴되는 원인은 아직 정확하게 알려지지 않았는데 환경 독소, 미토콘드리아 기능장애, 불필요한 단백질 처리 기능 이상 등이 유발한다는 가설이 있다.

파킨슨병은 알츠하이머병 다음으로 흔한 퇴행성 뇌 질환이다. 60세 이상에서 1%의 유병률을 보이다가 나이가 들수록 발병률이 증가한다.

뇌졸중

뇌졸중은 뇌혈관이 막히거나 파열되어 뇌 조직에 손상이 발생하는 질환으로, 흔히 '중풍'이라고도 불린다. 주로 감각 마비, 언어장애, 인지 능력 저하, 두통, 복시, 의식장애 등의 증상이 나타난다.

뇌졸중은 원인에 따라 크게 두 가지로 나뉜다. 첫째, 뇌경색(허혈성 뇌졸중)으로, 뇌혈관이 막혀 혈류 공급이 차단되면서 해당 부위 뇌 조직이 손상된다. 둘째, 뇌출혈(출혈성 뇌졸중)로, 혈관이 파열되어 뇌 안에 출혈이 발생하면서 손상이 일어난다. 서양에서는 뇌경색 환자가 뇌출혈 환자보다 약 3배 많으며, 우리나라 역시 전체 뇌졸중의 약 85%가 뇌경색, 15%가 뇌출혈로 보고된다.

뇌졸중을 유발하는 주요 원인은 아래와 같다.

- **죽상동맥경화성 혈전증**: 산화된 콜레스테롤, 지방, 칼슘 등이 혈관 내벽에 침착되어 혈관이 좁아지고 혈전이 생겨 혈류를 차단하는 질환이다.
- **색전증**: 심장 등 다른 부위에서 떨어져 나온 피떡이 혈관을 막아 발생하는 질병이다.
- **고혈압성 뇌내 출혈**: 고혈압으로 미세 혈관이 손상되다 파열되어 출혈을 일으키는 질병이다.
- **동맥류**: 동맥 벽이 약해져 풍선처럼 부풀었다가 파열되며 출혈을 일으키는 질병이다.
- **혈관 기형**: 선천적 또는 후천적으로 혈관이 비정상적으로 늘어나서 확장된 형태로 혈관이 기형이 되는 질병이다.
- **동맥염**: 동맥 벽에 만성 염증이 발생해 혈관이 좁아지거나 막히면서 혈류 장애를 일으키는 질병이다.
- **혈액 질환**: 혈액응고 이상이나 적혈구, 백혈구, 혈소판의 이상 등으로 혈류 장애나 혈전 생성 위험이 증가하는 질병이다.
- **모야모야병**: 뇌 내경동맥 부위의 혈류 장애로 인해 주변에 가느다란

비정상적 혈관들이 새로 자라나는 질환이다. 이 혈관망은 영상에서 마치 연기가 피어오르는 듯 보여 '모야모야병'이라 불린다('모야모야'는 연기가 피어 오르는 듯한 양상을 뜻하는 일본어다).

뇌종양

뇌종양은 뇌 조직이나 뇌를 싸고 있는 뇌막에 비정상적인 세포가 증식하여 형성되는 종양으로, 뇌 기능을 저해하여 다양한 신경학적 증상을 유발한다. 폐·유방·피부(흑색종) 등 다른 장기에서 발생한 암이 혈류를 타고 뇌로 전이되는 경우도 있다.

뇌종양은 양성과 악성으로 구분된다. 양성뇌종양은 성장 속도가 느리고 주위 조직과의 경계가 비교적 뚜렷하여 수술로 제거하면 재발 위험이 낮다. 다만 뇌간이나 척수처럼 접근이 어려운 부위에서는 제거가 제한될 수 있다. 반면 악성뇌종양(뇌암)은 성장 속도가 빠르고 주변 정상 조직으로 침윤하여 경계가 불명확해 치료가 어렵고 예후가 좋지 않은 경우가 많은 편이다.

뇌종양의 가장 흔한 증상은 두통이다. 간질 발작이 나타나거나 운동 능력 및 감각 능력이 점진적으로 소실된다. 오심, 구토가 나타날 수 있고, 시력이 손실되거나 복시가 나타날 수 있다. 또한 뇌종양의 크기와 위치에 따라 다양한 증상이 나타날 수 있다.

뇌의 건강 상태를 나타내는 주요 지표

- **뇌 조직 혈액 공급 상태** : 뇌로의 혈액 순환이 얼마나 원활한지를 나타낸다. 뇌는 산소와 영양소 소비가 가장 많은 기관이므로 혈액 공급이 부족하면 두통, 어지럼증, 탈모, 집중력·기억력 저하, 뇌혈관 질환, 치매 등이 발생할 수 있다.

- **뇌동맥 경화** : 뇌혈관 벽에 콜레스테롤, 지방, 칼슘 등이 산화·침착되어 혈관이 좁아지거나 딱딱해진 상태. 뇌동맥 경화가 진행되면 뇌경색, 뇌출혈 등 뇌졸중 위험이 높아진다.

- **뇌신경 기능 상태** : 뇌의 인지능력 전반(이해력, 계산력, 판단력, 집중력 등)을 반영하는 지표로, 신경세포(뉴런) 간의 전기적·화학적 소통이 얼마나 원활한지를 평가할 수 있다.

- **정서 지수** : 감정 기복과 정서적 안정성을 반영한다. 스트레스, 우울, 불안 등이 뇌의 신경전달물질 균형과 관련된다.

- **기억력 지수** : 기억력의 유지 정도를 나타낸다. 뇌에 혈류가 부족하거나 신경세포 손상이 누적되면 단기기억, 장기기억 모두 저하될 수 있다. 특히 해마 손상이 기억력 저하와 밀접히 관련된다.

뇌 건강은 이렇게 개선하자

치매를 포함한 뇌 질환은 복잡하고 어려운 질병처럼 보일 수 있지만, 간단히 말하면 '뇌에 충분한 혈액과 림프액이 공급되지 못해 발생하는 질환'이다. 즉 뇌에 깨끗하고 영양가 있는 혈액이 공급되면 대부분의 뇌 질환은 예방하거나 개선할 수 있다. 또한 뇌는 우리 몸에서 전체 에너지 소비의 약 20%를 차지하는 기관으로 건강한 식습관, 충분한 수면, 규칙적인 운동 등 외부 요인의 영향을 가장 크게 받는다.

뇌 건강을 위해서는 현미채식과 함께 오메가-3지방산이 풍부한 등푸른 생선, 견과류, 해조류 등을 충분히 섭취하는 것이 중요하다. 또한 7시간 이상 충분히 자는 것이 필수다. 잠자는 동안 뇌척수액이 뇌에 쌓인 노폐물을 배출하기 때문에 숙면은 뇌 건강에 특히 중요하다. 늦어도 오후 11시 전에는 잠자리에 드는 것이 좋으며, 경추를 잘 받쳐주는 경추베개를 사용하는 것도 뇌척수액 흐름을 돕는 데 유리하다.

뇌의 혈액 순환을 돕기 위해서는 잘 씹어 먹는 것도 중요하다. 저작운동은 머리 근육을 자극하여 혈액 순환을 도와준다. 또한 뇌의 온도를 적절히 유지하는 코호흡도 중요한 역할을 한다.

뇌는 60% 이상이 지방으로 구성되어 있는데, 지방은 쉽게 산화되므로 양질의 지방을 섭취하고, 항산화 영양소를 충분히 섭취하여 지방의 산화를 막아 혈액을 깨끗하게 유지하는 것이 필요하다.

경동맥과 척추동맥 관리가 곧 뇌 건강 관리

뇌로 가는 혈관은 경동맥과 척추동맥으로 나뉘며, 이 두 혈관이 뇌의 혈액 순환에 중요한 역할을 한다. 경동맥은 뇌로 가는 혈액의 80%를 공급하며, 척추동맥은 뇌간과 뇌후두엽에 뇌로 가는 혈액의 20%를 공급하는 중요한 혈관이다.

경동맥 협착증은 경동맥이 좁아지고 딱딱해지는 질환으로 고혈압, 고지혈증, 당뇨병, 스트레스, 흡연 등과 밀접한 관련이 있다. 경동맥에 혈전이나 노폐물이 쌓이면 혈관이 막히고, 혈전이 떨어져 나가면 뇌 관련 질환, 안면마비, 눈·귀 질환이 발생할 수 있다. 경동맥은 외부 온도나 환경에 많은 영향을 받는데, 특히 추운 날씨에 주의가 필요하다.

경동맥 협착증의 치료에는 항혈소판제제와 같은 약물 치료나 혈관 우회 수술, 스텐트 삽입술 등이 사용된다. 최근에는 뇌혈관 중재술이 발달하여 스텐트 삽입술이 널리 시행되고 있지만 이는 근본적인 해결책은 아니며, 경동맥을 깨끗하게 유지하고 혈류를 원활하게 하는 관리가 중요하다.

일자목이나 거북목과 같은 자세 문제로 척추동맥의 혈류가 방해를 받으면 두통, 어지럼증, 이명 등의 자율신경 증상이나 손발 저림, 구토, 집중력 저하 등이 나타날 수 있다. 척추동맥에 혈액 공급이 원활하지 않으면 자율신경 중추인 뇌간으로의 혈액 순환이 방해받아 여러 자율신경 증상을 일으키기 때문이다. 이를 개선하는 데는 목 건강 관리와 함께 경추 정렬을 돕는 경추베개 사용이나 목 스트레칭 등의 물리치료가 도움이 된다.

경동맥과 척추동맥의 영양요법

경동맥과 척추동맥의 건강을 위해서는 비타민C, 비타민E, 오메가-3, 칼슘, 마그네슘 등의 영양소 섭취가 중요하다. 이들 영양소는 경동맥과 척추동맥의 탄력 유지와 혈행 개선에 도움을 주어 협착증 예방에 기여한다.

뇌세포와 부신에 비타민C가 혈중보다 200배 이상 많이 들어 있다는 사실을 고려하면, 뇌와 혈관 건강에 항산화 영양소가 얼마나 중요한지 알 수 있다. 오메가-3 보충제는 천연비타민E(알파-토코페롤, 알파-d-토코페롤)를 첨가하지 않고, 합성비타민E(알파-l-토코페롤, 알파-dl-토코페롤)나 수용성 비타민B군을 첨가제로 사용하는 경우가 많기 때문에 제품을 신중히 선택해야 한다.

오메가-3 보충제는 DHA 함량이 많은 제품을 선택하는 것이 좋으며, 천연비타민E가 첨가된 제품을 고르는 것이 유익하다. 특히 청정해역에서 잡은 등푸른 생선에서 채취한 신선한 어유를 선택하는 것이 이상적이며, 중금속과 유해 화학물질이 제거된 제품을 고르는 것이 중요하다. 오메가-3는 빛, 산소, 열에 약하고 산패가 쉽게 되므로 가급적 진공 공정에서 제조된 제품을 선택하는 것이 좋다.

눈은 어떻게 사물을 볼까?

눈은 인체의 카메라와 같은 역할을 한다. 해부학적으로 눈은 뇌의 일부분이 변형된 기관이기 때문에 눈의 상태를 통해 뇌의 건강을 어느 정도 유추할 수 있다.

눈은 각막(필터), 홍채(조리개), 수정체(렌즈), 망막(필름), 공막(몸체) 등으로 구성되어 있으며, 섬유막, 혈관막, 망막이라는 세 겹의 막으로 싸여 있다. 가장 바깥층인 섬유막은 혈관이 없는 조직으로 앞쪽은 각막, 뒤쪽은 공막으로 구성되어 안구 형태를 유지한다. 중간층인 혈관막에는 혈관이 분포되어 있으며, 앞부분은 홍채, 뒷부분은 맥락막으로 되어 있어 산소와 영양분을 눈 안쪽까지 공급한다. 맨 안쪽에는 망막층이 있으며, 그 안에는 시신경 섬유가 거미줄처럼 퍼져 있어 시각 정보 전달의 핵심 역할을 한다.

사람은 평균 2~10초에 한 번씩 눈을 깜박이는데, 이때마다 눈물샘에서 나오는 눈물이 안구 표면을 씻고 이물질이나 노폐물을 제거해준다.

눈의 구조

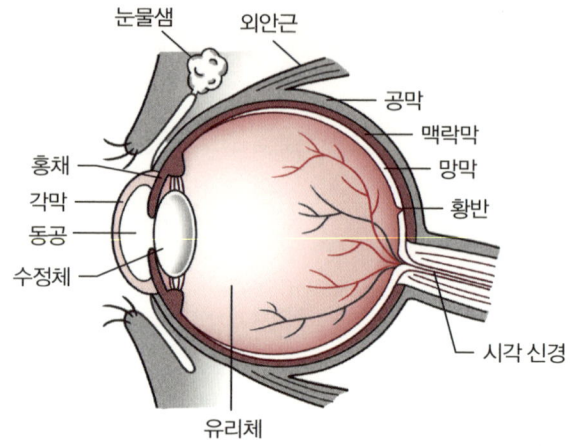

눈물에는 염분과 함께 라이소자임이라는 항균 효소가 포함되어 있어 눈을 보호한다.

눈의 중앙에는 동공이 있고, 그 둘레에 있는 홍채가 수축과 이완을 반복하며 들어오는 빛의 양을 조절한다. 어두운 곳에서는 동공이 커지고, 밝은 곳에서는 작아진다. 흰자위로 불리는 부분은 공막이 밖으로 드러난 부분이며, 이처럼 눈동자 주위의 흰자위가 잘 보이는 것은 인간만의 특징이다.

우리가 말하는 시각은, 물체에서 반사된 빛이 각막 → 동공 → 수정체 → 유리체를 지나 망막에 상하좌우가 바뀐 상태로 상이 맺히며 형성된다. 이 과정에서 수정체는 모양체 근육의 수축과 이완에 따라 초점을 조절하는데, 먼 곳을 볼 때는 얇아지고 가까운 곳을 볼 때는 두꺼워지는 조절 기능을 한다. 수정체의 탄력이 떨어지면 노안이 생기고, 수정체 내부 단백질이 변성되어 혼탁해지면 백내장이 발생하게 된다.

 망막은 수많은 시신경 세포와 동맥, 정맥, 빛 수용체 세포로 구성되어 있다. 시력이 가장 선명하게 나타나는 중심 부분은 망막의 황반부로, 이곳에는 주로 추상세포가 밀집되어 있고 그 주변부는 간상세포가 분포해 있다. 추상세포는 밝은 빛에서 색상과 세부 형태를 인식하는 역할을 하고, 간상세포는 적은 빛에도 민감하게 반응해 어두운 곳에서의 시야를 담당한다. 간상세포에는 로돕신이라는 빛 수용체 단백질 복합체가 들어 있다. 로돕신이 빛(광자)을 흡수하면 전기적 변화가 일어나 과분극 상태가 되며, 그 신호가 시신경을 통해 뇌의 시각중추로 전달된다. 이때 두 눈은 서로 다른 각도에서 사물을 보기 때문에 망막상은 약간 다르게 맺히고 뇌는 이를 조합해 거리감과 입체감을 느끼게 된다.

 이처럼 눈은 물리적·화학적·전기적 과정을 거쳐 시각을 만들어내며, 뇌와 밀접한 관련을 맺고 있다. 따라서 눈의 건강을 지키는 것은 단순한 시력 보호를 넘어 뇌 건강을 유지하는 중요한 방법이다.

눈이 건강하지 않을 때 생기는 일들

눈에 문제가 생기면 시력 저하뿐 아니라 다양한 불편함과 질환이 동반될 수 있다. 대표적인 증상으로는 근시, 원시, 난시, 약시, 색맹, 야맹증, 백내장, 녹내장, 황반변성, 안구건조증(건안증) 등이 있다. 특히 콘택트렌즈 사용, 스마트폰과 컴퓨터 사용 증가, 짙은 눈 화장, 장시간의 실내 업무로 인해 이러한 증상은 더욱 빈번하게 나타나고 있다.

백내장

백내장은 수정체가 혼탁해지면서 시야가 흐려지는 질환으로, 마치 안개가 낀 것처럼 사물이 뿌옇게 보인다. 수정체는 안경알처럼 투명한 구조로 두께를 조절하여 물체에 초점을 맞추는 중요한 역할을 한다. 그러나 나이가 들수록 탄력이 떨어지고 자외선 노출, 염증, 외상, 당뇨병, 포도막염, 스테로이드계 약물의 장기 복용, 피부 질환, 비타민E 결핍, 과도한 흡연과 음주 등의 요인에 의해 수정체 내부의 단백질이 변성되면 혼탁이 생기고 백내장이 진행된다.

일반적으로 60세 이상 인구의 약 70%, 70세 이상에서는 90%가 백내장을 경험하는 것으로 알려져 있다. 백내장이 생기면 가장 먼저 시력이 저하되며, 밝은 곳에서 눈부심이나 빛 번짐 현상이 나타나 햇빛이나 형광등 아래에서 시야가 더 불편해질 수도 있다. 때로는 어두운 환경에서 더 잘 보이기도 한다. 한쪽 눈을 가려도 물체가 겹쳐 보이는 단안 복시가 생기거나, 사물의 색감이 누렇게 보이는 등 다양한 시각 이상 증상이 동반되기도 한다.

또한 백내장이 진행되면서 굴절률에 변화가 생기면 근시처럼 가까운 글씨가 또렷이 보이기도 하는데, 이는 일시적인 현상일 뿐 결국 수정체가 더욱 혼탁해지면서 시력이 급격히 떨어지게 된다. 수정체에는 혈관이 없지만, 주변 모세혈관이 막히면 노폐물이나 단백질 침착으로 인해 혼탁이 심해지며 시야가 더욱 흐려진다.

치료가 필요한 상태까지 악화되면, 일반적으로 초음파를 이용해 혼탁해진 수정체를 분해하고 흡입한 뒤 그 자리에 인공 수정체를 삽입하는 수술(초음파유화술)을 시행하게 된다. 이 수술은 비교적 안전하고 회복이 빠른 편이어서 현재 가장 널리 사용되는 백내장 치료법으로 자리 잡고 있다.

녹내장

녹내장은 시신경이 손상되면서 시야가 점차 좁아지는 진행성 안과 질환이다. 가장 흔한 원인은 안압 상승으로, 안압이 높아지면 시신경이 압

눈 질환의 종류

백내장	녹내장	황반변성	건안증
수정체가 혼탁해져 안개 낀 듯 뿌옇게 보임.	안압 증가로 망막의 시신경이 압박되어 시야가 좁아짐.	황반부에 노폐물 쌓여 찌그러져 보임.	눈물이 부족하거나 지나치게 증발해 통증을 유발함.

박을 받아 손상되기 쉽다. 특히 당뇨병 환자에게서 발생 빈도가 높아 주의가 필요하다.

안구 내부에는 안방수라는 투명한 액체가 순환하며 눈 안의 압력을 조절하는데, 안방수가 제대로 배출되지 못하면 안압이 높아져 망막과 시신경을 압박하게 된다. 그러나 정상 안압에서도 시신경 손상이 일어나는 경우도 있어 안압 외에 시신경 혈류 장애가 원인이 되기도 한다.

녹내장은 초기 자각 증상이 거의 없어 조기 진단이 어려운 까닭에 치료 시기를 놓치기 쉽다. 현재로서는 완치보다는 진행을 늦추는 데 초점을 둔 치료가 주로 이뤄지며, 약물요법(안압강하제), 레이저 치료, 수술 등이 시행된다.

황반변성

황반은 망막의 중심부로 사물을 선명하게 보는 데 관여한다. 루테인이 풍부하게 모여 있어 노란빛을 띠며, 빛과 청색광이 집중되기 때문에 손상에 취약하다. 자외선, 노화, 청색광 노출, 혈액순환장애 등이 원인으로 알려져 있으며, 루테인과 지아잔틴이 풍부한 식품 섭취가 예방에 도움이 된다.

황반변성이 발생하면 중심 시야가 흐려지고, 사물이 찌그러져 보이거나 왜곡되어 보이는 증상이 나타난다. 예전에는 노인성 질환으로 여겨졌지만, 최근에는 스마트폰, 컴퓨터 등 디지털 기기 사용이 많은 젊은 층에서도 발병 사례가 늘고 있다.

청색광이 황반에 악영향을 줄 수 있다고 결론을 내린 연구는 있지만, 명확한 인과관계는 아직 밝혀지지 않았다. 그렇더라도 자외선 차단, 청색광 필터 사용, 눈에 좋은 영양소 섭취 등을 통해 예방하고 관리하는 것이 중요하다.

안구건조증(건안증)

안구건조증은 눈물 분비량이 줄어들거나 눈물이 지나치게 증발하면서 안구 표면이 건조해지는 질환이다. 눈물이 마르면서 눈이 뻑뻑하고 찌르는 듯한 통증, 건조감, 이물감, 충혈, 따가움 등이 동반될 수 있다. 특히 콘택트렌즈 착용, 장시간의 컴퓨터·스마트폰 사용, 냉난방 등 인공적인 실내 환경에 오래 노출되는 경우 증상이 더 잘 발생한다.

눈물은 단순한 수분이 아니라 수분층과 기름층으로 구성되어 있다. 이 중 기름층은 눈꺼풀 안쪽이나 아래에 위치한 눈물기름샘(마이봄샘)에서 분비되며, 눈물의 수분이 햇빛이나 바람에 의해 쉽게 증발하는 것을 방지한다. 마치 피부를 보호하는 피지막처럼 눈 표면을 보호하는 역할을 한다. 그러나 눈물기름샘이 막히면 기름이 제대로 분비되지 못하고,

눈물의 수분이 쉽게 증발해 눈이 금세 마르고 자극이 심해진다.

안구건조증을 예방하고 개선하려면 눈 주위의 혈액 순환을 원활히 해 눈물기름샘이 막히지 않도록 관리하고, 눈물샘을 자극할 수 있는 마스카라, 속눈썹 접착제 등의 화장품이나 인공렌즈 사용에 주의하는 것이 좋다. 치료용으로 인공눈물을 점안해 증상을 완화할 수 있지만, 장기간 의존하면 오히려 눈물 생성 기능이 저하될 수 있으므로 사용에 신중해야 한다.

사시

사시는 양쪽 눈이 같은 방향을 보지 못하고 서로 다른 방향을 향하는 상태를 말한다. 이는 주로 안구를 움직이는 외안근의 기능 이상이나 신경학적 원인에 의해 발생한다. 특히 소아기에 많이 나타나며, 조기 진단과 적절한 치료가 중요하다.

일부에서 칼슘과 마그네슘 부족이 근육 기능에 영향을 줄 수 있다는 주장이 있지만, 사시의 주된 원인은 근육의 발달 이상, 시신경 조절 장애 등이므로 영양 결핍만으로 설명하긴 어렵다. 사시는 프리즘 안경, 시력 훈련, 수술 등으로 치료할 수 있다.

색맹

색맹은 색을 인식하는 능력이 떨어지는 질환으로, 대부분 유전적 요인에 의해 발생한다. 망막의 원추세포에는 적색, 녹색, 청색에 반응하는 세 종류의 세포가 있으며, 이 중 하나라도 기능이 약하거나 결핍되면 특정 색을 구분하기 어렵다. 대표적으로 적녹색맹이 가장 흔하다. 선천성 색맹은 치료가 어렵지만 일상생활에서 색상 정보에 의존하지 않도록 보완하면 충분히 적응할 수 있다. 드물게 후천적으로 생기는 경우도 있는데 이는 약물이나 뇌 손상, 망막 질환 등으로 발생할 수 있다.

눈의 건강 상태를 나타내는 주요 지표

- **눈꺼풀 처짐** : 눈꺼풀이나 눈 밑 피부가 처지거나 지방이 돌출되어 주머니 모양으로 보이는 정도다. 이는 노화나 피부 탄력 저하, 눈 밑 지방 재배치 이상과 관련 있다.

- **눈주름** : 눈 주변 피부는 얇고 민감하여 콜라겐이 부족하거나 탄력이 떨어지면 주름이 쉽게 생긴다. 눈가 주름은 피부 노화의 대표적인 신호다.

- **다크서클** : 눈 밑 피부가 얇아 모세혈관의 혈류 정체나 색소 침착이 쉽게 드러난다. 이는 눈의 노화, 수면 부족, 산소 부족, 정맥 순환장애 등과 관련 있다.

- **눈 부종** : 눈 주위의 림프 순환이나 정맥 흐름이 원활하지 않으면 부종이 생긴다. 체내 노폐물이 원활히 배출되지 못해 눈이 붓고 무거운 느낌을 줄 수 있다.

- **시력** : 눈으로 사물을 보고 인지하는 능력으로 거리, 형태, 색상, 명암 등을 구별하는 전반적인 시각 능력을 말한다.

- **시각 피로** : 근거리에서 눈을 오래 사용하거나 스마트폰, 컴퓨터 등을 장시간 사용할 때 나타나는 피로 증상이다. 눈의 건조감, 이물감, 시야 흐림, 눈물 흘림, 두통 등이 나타날 수 있다.

- **수정체의 탁도** : 수정체 내부 단백질이 변성되어 혼탁이 생기면 백내장이 진행된다. 수정체에 생긴 뿌연 반점이나 혼탁의 정도는 백내장의 진행 상태를 보여주는 지표다.

눈 건강은 이렇게 개선하자

눈에 나타나는 대부분의 질병은 눈 뒤의 미세 혈관이 막히거나, 산소와 영양소 공급이 부족해지면서 발생한다. 즉 눈 역시 혈액을 깨끗하게 하고, 혈액 순환을 원활히 하는 생활습관과 자연요법을 실천하면 건강을 회복할 수 있다. 최근 눈 질환이 증가하는 원인은 청색광에 많이 노출되는 컴퓨터, 스마트폰, 게임 사용의 증가와 미용을 위한 컬러렌즈·콘택트렌즈 사용이 일상화된 것과 관련이 있으므로, 일상에서 주의를 기울여야 한다.

기본적으로 현미채식을 실천하고, 눈 건강에 도움이 되는 영양소인 비타민A, 비타민B, 비타민C, EPA/DHA, 루테인과 지아잔틴, 칼슘·마그네슘, 아연 등을 꾸준히 섭취하는 것이 좋다.

비타민A

비타민A는 눈의 망막에서 빛에 반응하는 단백질인 로돕신의 합성에 관여해 어두운 곳에서 시력을 유지하도록 돕는다. 레티놀은 달걀노른자, 간 등에 풍부하며, 베타카로틴은 당근, 호박, 고구마, 토마토 등 노란색 채소와 과일에 많이 들어 있다.

건강기능식품으로는 비타민A의 전구체인 카로티노이드가 풍부한 제품이 좋으며, 수용성이기 때문에 과잉 섭취의 위험이 낮다. 단, 흡연자의 경우 베타카로틴 보충제를 장기 복용할 경우 오히려 해로울 수 있으므로 주의가 필요하다. 아연은 카로티노이드가 비타민A로 전환되는 데 필요한 미량영양소이므로 함께 섭취하면 도움이 된다.

비타민B군

비타민B군은 간 기능을 높이고 혈액을 정화하는 데 중요한 역할을 하며, 눈의 피로 회복, 시신경 보호, 점막 유지에도 유익하다. 특히 비타민B_1, 비타민B_2, 비타민B_6, 비타민B_{12}는 백내장 예방 및 눈 근육 기능 유지에 관여한다. 해바라기씨, 현미, 마늘, 달걀, 참치, 정어리 등에 풍부하며 밀크씨슬 추출물이나 효모 기반 건강기능식품도 간 기능을 향상시키는 데 유익하다.

비타민C

비타민C는 강력한 항산화제로 혈액을 맑게 하고 면역력을 높이며, 백내장과 녹내장 예방에도 효과적이다. 특히 녹내장은 안방수의 흐름 장애로 안압이 올라가며 발생하는 경우가 많은데, 비타민C는 체내의 림프액과 모세혈관 기능을 개선하여 안압 조절에 도움이 될 수 있다.

EPA/DHA

EPA와 DHA는 불포화지방으로, 혈관 염증을 줄이고 혈액 순환을 돕는 역할을 한다. 특히 DHA는 뇌와 망막세포막의 주요 구성 성분으로 시력 보호에 중요하다. 연어, 고등어, 꽁치, 장어, 빌베리 등에 풍부하며, 청정 해역에서 추출된 어유로 만든 고품질 오메가-3 보충제도 도움이 된다. DHA가 EPA보다 많고, 천연비타민E가 첨가된 제품이 산패를 방지하는 데 도움이 된다.

루테인과 지아잔틴

루테인과 지아잔틴은 황반의 중심부와 주변부에 분포하는 카로티노이드 색소로 자외선과 청색광으로부터 망막을 보호한다. 이 두 성분은 황반변성과 백내장 예방에 효과적이며, 시력을 보호하고 안구의 노화를 막는 데 중요하다. 시금치, 케일, 마리골드, 브로콜리 등 녹황색 채소에 많이 들어 있다.

칼슘과 마그네슘

눈 근육의 수축과 이완, 시신경 전달에 꼭 필요하며, 부족하면 사시나 안구경련 등의 증상이 나타날 수 있다. 견과류, 해조류, 잎채소 등을 통해 충분히 섭취하고, 필요시 건강기능식품으로 보충하는 것도 도움이 된다.

눈은 뇌와 직결된 기관이자 외부 자극에 민감한 조직이다. 따라서 전신 건강과 연결해 눈을 돌보는 생활습관과 식이요법을 실천하면, 대부분의 눈 질환은 예방하거나 개선할 수 있다. 무엇보다 혈액을 맑게 하고 눈 주변의 미세 혈류를 개선하는 것이 눈 건강 관리의 핵심이다.

귀는 어떻게 소리를 들을까?

귀는 외부의 소리를 받아들이고 뇌로 전달하는 정교한 감각기관으로, 외이(바깥귀), 중이(가운데귀), 내이(속귀)로 구분된다. 주변에서 발생하는 소리는 먼저 귓바퀴에 모여 귓구멍을 통해 귀 속으로 들어간다. 귓바퀴는 피하지방이 거의 없고 탄력 있는 연골로 이루어져 있어 열에 민감해 동상에 걸리기 쉬운 부위다.

귓구멍 안쪽에는 약 3cm 길이의 S자형 외이도가 이어져 있고, 입구 쪽 1/3은 연골로 구성되어 있다. 이 부위에는 피지샘이 있어 끈끈한 기름 성분을 분비하는데, 이 성분이 먼지나 세균 등을 포획하여 귀지를 만든다. 귀지는 외이도를 보호하고 항균 기능을 하며, 자연스럽게 외부로 밀려나오므로 억지로 제거할 필요는 없다.

외이도의 끝에는 고막이 있다. 고막은 1cm 크기에 두께 0.1mm 정도인 얇은 막으로, 음파를 진동으로 바꾸는 역할을 한다. 외부 충격이나 이물 삽입으로 찢어질 수 있지만, 경미한 손상은 대부분 자연 회복된다.

귀의 구조

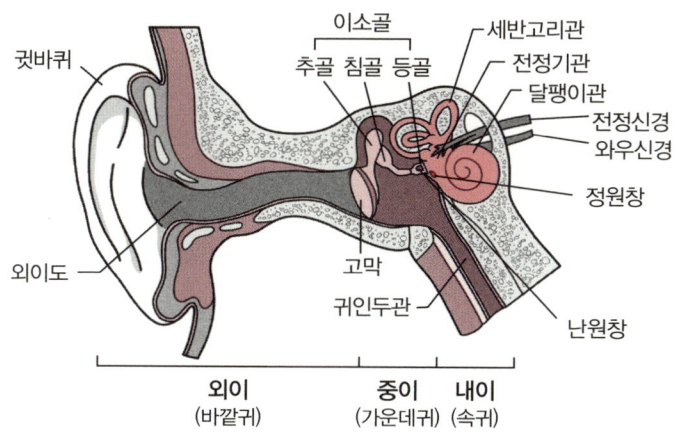

이 부위까지가 외이에 해당한다.

고막 뒤쪽에는 중이가 있다. 중이에는 세 개의 작은 뼈인 이소골(추골, 침골, 등골)이 연결되어 있으며, 이 구조는 고막의 진동을 약 20배가량 증폭시켜 내이로 전달하는 음압 증폭 장치 역할을 한다. 중이의 아래쪽에는 유스타키오관이 있어 인두와 연결되어 있고, 기압을 조절해 고막의 압력을 평형시킨다. 눈과 코 사이에는 비루관이 있어 눈물과 콧물이 함께 배출되는 통로가 된다.

내이는 청각과 평형감각을 담당하는 기관으로 달팽이관, 전정기관, 세반고리관으로 구성된다. 이 중 달팽이관은 청각을, 전정기관은 중력·기울기에 대한 평형감각을, 세반고리관은 회전 감각을 담당한다.

세반고리관은 세 개의 반원형 관이 90도 각도로 연결되어 있고, 그 안에는 림프액과 섬모가 있어 머리의 회전을 감지한다. 전정기관은 두 개의 주머니로 구성되며 림프액과 이석이 들어 있다. 자세 변화 시 이석이 움직이며 섬모를 자극하고, 이 자극은 전정신경을 통해 소뇌에 전달되어 반사적으로 균형을 잡는다.

청각은 달팽이관에서 이루어진다. 귀로 들어온 음파는 고막을 진동시키고, 이 진동이 이소골을 통해 증폭되고 내이의 난원창을 통해 달팽이관 내부로 전달된다. 달팽이관 내 림프액에 파동이 생기면 기저막과 덮개막이 진동하고, 이에 따라 털세포(감각 섬모)가 자극을 받아 전기 신호를 생성한다. 이 신호는 청신경을 통해 대뇌 측두엽의 청각중추로 전달되어 우리가 소리를 인식하게 된다.

달팽이관의 자극 위치에 따라 소리의 주파수(높낮이)가 구분되며, 자극된 섬모의 수에 따라 소리의 강도(음량)가 감지된다. 달팽이관의 구조는 소리 외 자극을 차단하고 오직 소리 진동에만 반응하도록 섬세하게 설계되어 있다.

귀가 건강하지 않을 때 생기는 일들

귀 건강에 이상이 생기면 일상에 큰 불편을 겪게 된다. 대표적인 귀 질환으로는 이명, 이석증, 메니에르병, 난청 등이 있으며, 그 원인과 증상은 다양하다. 하지만 대부분은 귀 속 미세한 혈관과 신경, 감각기관의 손상이나 순환장애로 인해 발생한다.

이명

이명은 외부의 소리 자극이 없음에도 불구하고 귓속 또는 머릿속에서 소리를 느끼는 증상이다. 보통은 고주파의 금속성 소리로 인식되며, '삐~(기계소리)', '윙~(전선 줄 우는 소리)', '쏴~(김빠지는 소리)' 하는 소리, 벌레 우는 소리(귀뚜라미, 매미 등), 찡~ 하는 소리, 바람 소리, 물 흐르는 소리 등 단순음으로 들리는 경우가 많다. 이명은 본인만 느끼기 때문에 주관적 고통이 크지만, 타인이 인지하기는 어렵다.

이명은 발생 원인에 따라 크게 '청각성 이명'과 '비청각성 이명'으로 구분된다. 청각성 이명은 청각기관이 손상되어 발생하는 것으로 전체 이명의 85% 이상을 차지한다. 노화로 인한 노인성 난청, 소음성 난청, 약물부작용, 메니에르병, 만성 중이염, 청신경종양 등이 주요 원인이다. 반면, 비청각성 이명은 고혈압, 동맥경화, 심장 질환, 갑상선 이상, 턱관절 장애, 경추 이상 등 귀 주변 구조물이나 전신 상태의 문제에서 비롯된다.

이명은 조용한 환경에서 더욱 뚜렷하게 느껴지고, 스트레스나 피로로 심해질 수 있다. 청력 저하나 어지럼증이 동반되는 경우도 많으며, 원인 질환을 조기에 찾아 치료하는 것이 중요하다.

이석증

이석증은 돌발성 어지럼증을 유발하는 대표적인 질환이다. 움직이지 않아도 주변이 빙글빙글 도는 느낌이 들며, 때로 귀 속에서 '달그락'거리는 소리가 들리기도 한다. 60대 이상 중장년층에서 흔히 발생하며, 증상이 갑작스레 나타나 짧은 시간 유지되었다가 사라지는 것이 특징이다.

이석증은 내이의 평형 감각을 담당하는 전정기관에서 이석(작은 칼슘 알갱이)이 제자리를 이탈해 세반고리관으로 들어가면서 발생한다. 세반고리관 안에는 림프액과 섬모가 있는데, 이석이 비정상적으로 움직이면 섬모를 자극해 몸의 균형 감각에 혼란을 주고 어지럼증을 유발한다. 특히 고개를 특정 방향으로 돌릴 때 증상이 악화되는 경우가 많다.

이석증의 원인으로는 머리의 외상, 바이러스 감염, 노화, 수면 중의 자세 변화 등이 있으며, 병원에서는 증상을 완화하기 위해 이석을 원래 자리로 돌리는 '이석 정복술(체위 교정 요법)'을 시행한다. 대부분의 경우 치료 후 빠르게 회복되지만, 재발 가능성도 있어 평소 주의가 필요하다.

메니에르병

메니에르병은 반복적인 어지럼증, 이명, 청력 저하가 주요 증상으로 나타나는 내이 질환이다. 한 번 발병하면 몇 시간에서 며칠까지 증상이 지속될 수 있으며, 때로는 수개월 동안 간헐적으로 재발하기도 한다. 심한 경우 오심이나 구토까지 동반되며, 일상생활에 큰 제약을 준다.

초기에는 주로 저음역대의 청력이 떨어지고, 병이 진행되면서 고주파수 영역까지 청력 손실이 확대된다. 이 상태를 방치하면 점차 영구적인 청력 손실로 이어질 수 있다. 메니에르병의 원인은 명확히 밝혀지지 않았으나, 내이 속 림프액이 과도하게 축적되는 내림프 수종이 주요 원인으로 지목된다. 그 외에도 알레르기, 바이러스 감염, 자가면역반응 등이 연관 요인으로 보고된다.

치료는 주로 식이요법(저염식), 이뇨제 복용, 혈류 개선제 등 보존적 치료가 중심이며, 증상이 심하면 스테로이드 요법이나 수술을 고려하기도 한다. 스트레스 관리와 충분한 수면도 증상 완화에 도움이 된다.

난청

난청은 외부 소리를 정상적으로 듣지 못하는 상태로 달팽이관(와우)의 기능 저하가 주요 원인이다. 일반적으로 소리는 고막을 진동시키고, 이 진동이 중이의 세 개의 이소골을 거쳐 내이의 달팽이관으로 전달된다. 달팽이관 내 림프액에 파동이 생기면 청각세포가 이를 자극으로 감지하여, 신호가 청신경을 통해 대뇌의 청각 중추로 전달된다. 이 전달 경로 중 어느 한 부분에라도 문제가 생기면 난청이 발생한다.

난청은 선천성보다 후천성이 많으며, 노화(노인성 난청), 장기간 소음 노출(소음성 난청), 감염, 중이염, 이독성(독성에 의한 귀의 손상) 약물 복용, 혈관 순환장애 등이 주요 원인이다. 또한 자가면역 질환이나 유전적 요인, 두부 외상도 영향을 줄 수 있다.

난청의 증상은 일상 대화에서 소리를 잘 못 알아듣거나, 텔레비전 소리를 점점 크게 듣게 되는 등의 형태로 나타난다. 초기 증상이 있더라도 방치하면 진행성으로 악화될 수 있어 조기 진단과 적극적인 예방이 중요하다.

귀의 건강 상태를 나타내는 주요 지표

귀는 청각뿐 아니라 평형감각까지 담당하는 중요한 기관으로, 외형과 기능 변화는 전신 건강의 이상을 나타낼 수 있다.

- **귀의 색과 탁도** : 귀가 유독 붉거나 충혈되어 있다면 혈액 순환이 원활하지 않다는 신호일 수 있다. 특히 귀의 색이 탁하거나 어둡게 보이면 혈액의 점도 증가, 간 기능 저하, 영양 결핍 등의 가능성을 의심해볼 수 있다. 귀 주변 혈관의 상태는 전신 혈액 순환의 지표로 참고된다.

- **귀 주름** : 귓불 아래쪽에 사선 형태의 주름이 보일 경우, 노화 외에도 뇌혈류나 심혈관 건강 이상과 연관이 있을 수 있다. 여러 연구에서 이러한 귀 주름과 심혈관 질환 간의 상관관계가 제시되었다. 귀의 구조적 변화는 뇌로 가는 혈류 흐름과 관련될 수 있다.

- **청력** : 외부의 소리를 감지하고 인식하는 능력으로, 청력은 귀 건강을 가장 직관적으로 나타내는 지표다. 소리의 강도나 주파수에 대한 감도 변화는 청신경 또는 달팽이관 기능 저하를 의미하며, 노화나 소음, 혈류 장애 등이 원인이 될 수 있다.

- **이명** : 외부 자극이 없음에도 지속적으로 금속성 고주파음이나 이질적인 소리가 들리는 증상으로, 주로 청각세포 또는 청신경의 손상에 의해 나타난다. 이명의 자각 정도와 지속 시간은 청각 기관의 기능 저하나 순환장애의 정도를 반영한다.

- **어지럼증** : 특별한 움직임이 없음에도 불구하고 주위가 빙글빙글 도는 듯한 느낌을 받을 때는 내이의 평형감각기관, 특히 전정기관과 세반고리관의 이상을 의심할 수 있다. 귀에서 시작된 어지럼증은 흔히 이석증, 메니에르병, 전정신경염 등과 연관된다.

귀 건강은 이렇게 개선하자

　앞에서 살펴본 것처럼, 귀 질환은 귓속 여러 기관의 기능 이상과 순환 장애, 미세한 신경의 손상 등 복합적인 원인으로 발생한다. 특히 이명, 이석증, 메니에르병, 난청 등은 서로 다른 원인을 갖고 있으나 공통적으로는 내이의 섬세한 구조가 영향을 받는 질환이라는 점에서 귀의 혈류와 신경 전달, 림프액의 압력 균형을 유지하는 것이 중요하다.

　귀 안의 세반고리관, 전정기관, 달팽이관에는 림프액이 차 있으며, 이 림프액의 흐름과 압력, 섬모의 민감한 반응을 통해 평형감각과 청각 정보가 전달된다. 스트레스, 고나트륨 식사, 약물 오남용, 알레르기 반응, 과음, 흡연 등은 혈류를 탁하게 하고 미세 순환을 저해해 귀의 기능에 영향을 줄 수 있다. 특히 메니에르병에서는 내림프수종이 원인으로 지목되며, 이석증은 전정기관의 작은 칼슘 입자인 이석이 탈락하면서 발생한다. 따라서 귀 건강을 위해서는 전신의 순환과 신경 기능을 개선하는 접근이 필요하다.

필자의 임상 경험에 따르면, 천연 유래의 칼슘, 마그네슘, 아연, 오메가-3, 비타민C와 같은 미네랄과 항산화 성분이 귀의 감각기관과 혈관 건강에 도움을 줄 수 있다. 특히 비타민C는 혈관을 강화하고 면역력을 높여 내이 감염 예방에 도움이 되며, 오메가-3는 혈류 개선과 신경 보호에 유익하다. 루테인, 지아잔틴, 카로티노이드 등도 항산화 작용을 통해 청각세포 보호에 기여할 수 있다.

또한 귀는 머리 부위에 위치하기 때문에 머리 쪽의 혈액 순환이 중요하며, 평소 저작 운동(잘 씹기)을 통해 턱 주변의 근육을 자극하면 머리의 혈류 개선에도 도움이 된다. 이와 더불어 현미채식 위주의 식사, 과일과 채소에 풍부한 유기산 섭취, 충분한 수면, 스트레스 관리, 금연·절주 등의 생활습관 개선도 귀 건강에 긍정적인 영향을 미친다.

귀 질환은 병명은 다르더라도 전신의 순환장애, 신경계 스트레스, 미세한 염증 등에 의해 악화될 수 있으므로 장기적인 관점에서 귀뿐 아니라 몸 전체의 건강을 함께 돌보는 것이 필요하다.

에필로그

　기대수명이 120세 시대가 된 요즘은 노후의 건강 문제가 더 크게 부각되고 있다. 기대수명은 늘어나는데 건강수명은 별로 늘어나지 않고 있기에 나이 들어서도 건강하게 사는 게 중요한 이슈다. 오래 살아도 아프지 않아야 가족이나 주위 사람들에게 폐를 끼치지 않고 하루하루 밝고 신명나게 살 수 있다. 그러므로 자신의 몸을 지키는 기술을 하나 정도는 확실하게 가지고 있어야 한다.
　건강이란 이처럼 중요하다. 건강은 건강할 때 지켜야 한다. 건강법도 건강할 때 공부해야 한다. 질병이 깊어져서 병원에 의존해서는 이미 늦다. 마음이 조급해져서 건강법이 눈에 들어오지 않는다.
　건강이 중요하다는 것은 누구나 알지만, 건강하게 사는 방법을 터득하는 사람은 극소수이다. 아프면 무조건 병원 가는 게 상식이니 건강법을 배우려고도 하지 않는다. 아니, 건강하게 사는 법이 있는지도 모른다. 5년, 10년 약을 먹고도 낫지 않는다면 현재 치료법이 유효하지 않으니 다른 방법을 강구해봐야 하지 않는가? 그걸 알면서도 마땅한 방법이 없다면 이 책을 읽어보길 권한다. 전 세계 사람들이 추앙한 애플 창업자 스티브 잡스도 병상에 누워 죽어가면서 '왜 내가 건강하게 사는 법에 대해 책도 안 읽고 공부도 하지 않았던가' 후회하면서 죽었다고 하지 않는가. 잡스가 돈이 없어서, 곁에 유명한 의사가 없어서 50대 중반에 사망했겠는가? 건강은 돈이 있다고, 세계적인 주치의가 옆에 있다고 지킬 수 있는 게 아니다.

건강은 오직 나만이 지킬 수 있다. 내 생각이 바뀌어야 내 건강을 지킬 수 있다. 건강법도 원리만 알면 간단하다. 자전거 타는 법도, 운전하는 법도, 요리하는 법도 처음에는 누구나 낯설고 생소하지만 원리를 이해하고 방법을 배우고 몸에 익히면 쉽듯이 건강법도 마찬가지다. 건강법은 학교에서 가르쳐주지 않는다. 심지어 의사들도 의과대학에서 배우지 못했다. 의사들은 약물 처방과 수술에 능할 뿐이다.

사실 건강법에 대해서는 누구나 한마디씩 할 수 있다. 매스컴에서 얼마나 많은 건강 정보를 다루는가? 그러나 많은 사람이 하고 있는 것, 많은 사람이 알고 있는 건강 상식이 진실이 아닌 것이 많다. 오히려 잘못된 상식을 진실처럼 믿고 실천하면서 건강을 해치는 경우도 많다. 때로는 '억측'이 '진실'로 포장되고, '예측'에 불과한 것이 '사실'이라는 이름으로 알려지기도 한다.

인체는 전체가 연결된, 하나의 정밀한 유기체다. 한 군데가 고장이 나면 반드시 다른 곳도 고장이 나고, 그렇게 연쇄적으로 전신의 건강 시스템에 영향을 미친다. 따라서 우리가 건강에 접근할 때는 통합적인 시각으로 봐야 한다. 증상과 병소 같은 일부분만 보고 질병을 치료하려고 하면 부작용이 생기고 평생 질병에서 벗어날 수 없다.

이 책은 필자가 20년 이상 주위 사람들에게 건강법과 영양에 대한 자문과 조언을 해주면서 얻은 건강 지식과 많은 임상 체험을 통해 터득한 지식을 담았기에 단순한 이론서가 아니다. 피가 어떻게 만들어지며, 물과 공기와 영양소가 오장육부와 어떻게 상호작용하면서 인체를 건강하게 만들어가는지를 설명하고 있다. 오장육부를 구조적으로 단편적으로 해부학적으로만 보면 복잡하고 이해하기 어렵다. 그 구조나 기능 이면에서 작동하는 원리를 깨우쳐야 질병 치료를 할 수 있고, 인체에 대한 의문이 풀리고, 올바른 치료법을 선택할 수 있다. 자신의 몸이 왜 아픈지, 어떻게 해야 근본적으로 병에서 벗어날 수 있는지, 영양요법은 어떻게 써야 하는지도 이 책에서 알려드렸다.

오장육부의 건강법도 원리를 터득하면 아주 심플하고 강력하다. 이 책을 읽고 공부하면 후천적으로 생기는 질병에 대해 걱정이 없어질 것이다. 또한 가족이나 가까운 이웃들에게 건강을 코칭해줄 수도 있을 것이다. 인연이 된다면 필자의 Zoom 강의 '오픈 건강교실 10주 과정'과 '건강코칭 교실 10주 과정'을 들을 수 있기를 기대한다.

'나무만 보지 말고 숲을 보아야 한다'는 유명한 격언이 있다. 이것이 가장 필요한 곳이 바로 건강 분야이다. 부디 이 책을 통해서 많은 이가 보다 건강하고 행복하게 살아갈 수 있기를 기원한다.

감사의 글

건강서는 《시크릿! 건강 핸드북》, 《BSPS, 몸과 삶을 바꾸는 기적》 전자책에 이어 5년 만에 썼다. 원래 전공과는 결이 다르지만, 많은 분들이 읽고 사랑해주셔서 용기를 내서 다시 썼다. 지혜도 경험도 부족하지만 미션과 비전을 주셔서 끝까지 책을 쓰도록 인도해주신 하나님께 감사를 드린다.

언제나 그렇듯 책이 나올 때마다 아이디어와 영감을 주고 어려움을 같이 견뎌온 소중한 분들에게도 감사의 말을 전하고 싶다.

건강에 눈을 뜨게 해준 많은 건강 전문가 분들과 저자들, 그리고 아내와 사업 파트너들, 사랑하는 아이들 장정원·장정우·장정민과 지지해준 양가 가족들, 친구들에게도 고마움을 전하고 싶다.

이 책은 단순히 이론서는 아니고 실제 건강코칭이나 강의를 하면서 다뤘던 건강 주제들을 정리한 것이고, 많은 질병 사례에 대한 임상들을 보고 관찰한 결과가 반영된 것이라 글 수위를 조정하기가 어려웠다. 관련 정보를 공유해준 피닉스그룹의 모든 식구들께 감사를 드린다.

마지막으로, 책이 나오기까지 문장 하나 그림 하나 정성스럽게 봐주고 읽기 좋게 편집해주고 유통까지 세세하게 신경 써주신 전나무숲 강효림 대표님과 곽도경 편집장님께도 고마움을 표한다. 전나무숲출판사가 있기에 원고가 부족해도 안심하고 책을 쓸 수 있었다.

또 이 책을 읽고 주위 사람들에게 추천해주시는 분들과 미래의 독자 여러분에게도 미리 감사를 드린다. 모두 건강복 받으시고 누리시길 기원한다.

참고 자료&문헌

참고 자료

- 네이버 지식백과, 관절 (서울대학교병원 신체기관정보)
- 네이버 지식백과, 류마티스관절염 (서울대학교병원 의학정보, 서울대학교병원)
- 네이버 지식백과, 유방 (서울대학교병원 신체기관정보)
- 네이버 지식백과, 유방 질환 (해부 병태생리로 이해하는 SIM 통합내과학 4 : 호흡기, 2013년 3월 21일)
- 네이버 지식백과, 칼슘 (박명윤·이건순·박선주, 파워푸드 슈퍼푸드)
- 네이버 지식백과, 피부 (동물학백과)
- 네이버 지식백과, 호르몬 (서울대학교병원 신체기관정보)
- 네이버 지식백과, 달팽이관 [cochlear duct] (동물학백과)
- 이원영, 고혈압약 부작용 잘 알아야, LA중앙일보 건강칼럼, 2018년 8월 1일
- 한희준, 우리 몸의 균형추 미네랄 제대로 알기, 헬스조선, 2017년 12월 4일

참고 문헌

- 곤도 마코토, 《약에게 살해당하지 않는 47가지 방법》, 더난출판사
- 구희연·이은주, 《대한민국 화장품의 비밀》, 거름
- 김명하, 《자연치유와 장부학》, 디자인통
- 김상원, 《만성 염증을 잡아야 만성질환이 낫는다》, 상상나무
- 김형민, 《맹랑 한의학의 비밀》, 유한문화사
- 권오길, 《인체기행》, 지성사
- 다나카 에츠로, 《내 몸안의 지식여행 인체생리》, 전나무숲
- 데라다 다케시, 《질병은 우리 몸에서 어떻게 시작될까》, 전나무숲
- 리타 슈티엔스, 《깐깐한 화장품 사용설명서》, 전나무숲
- 마이클 머레이 외 1인, 《백과사전 자연의학》, 전나무숲

- 미야자와 겐지, 《영양제 처방을 말하다》, 청홍
- 박용우, 《지방 대사 켜는 스위치온 다이어트》, 루미너스,
- 버나드 젠센, 《더러운 장이 병을 만든다》, 국일미디어
- 사카시타 사카에, 《좋은 엄마가 알아야 할 환경 상식》, 미토
- 생명영양연구소, 《건강솔루션 아카데미》, 비매품
- 셔어, 《해부생리학》, 교보문고
- 셔우드, 《동물생리학》, 라이프사이언스
- 손상대, 《역삼투압 정수기가 사람 잡는다》, 서영출판사
- 솔로몬, 《생물과학》, 월드사이언스
- 스테이시 맬컨, 《화장품 회사가 당신에게 알려주지 않는 진실》, 예지
- 안드레아스 모리츠, 《암은 병이 아니다》, 에디터
- 에베 코지, 《탄수화물과 헤어질 결심》, 세이버스
- 오모리 다카시, 《경피독》, 삼호미디어
- 오새은, 《음식이 나다》, 북카라반
- 이경원, 《우리 집 주치의 자연의학 1−질병편》, 동아일보사
- 이시하라 유미, 《몸이 원하는 장수요법》, 전나무숲
- 이예영 외 4인, 《피부과학》, 군자출판사
- 장영, 《시크릿! 건강 핸드북》, 전나무숲
- 장영, 《BSPS, 몸과 삶을 바꾸는 기적》 전자책
- 전나무숲 편저, 《감기약의 불편한 진실》, 전나무숲
- 전나무숲 편저, 《호르몬 건강법》, 전나무숲
- 조한경, 《환자혁명》, 에디터
- 최송철, 《장청몸청》, 공감
- 티모시 브랜틀리, 《자연치유력》, 전나무숲

KAIST 장영 박사의 건강코칭 가이드
건강을 살리는 인체 시스템의 비밀 1

초판 1쇄 발행 | 2025년 7월 22일
초판 2쇄 발행 | 2025년 8월 14일

지은이 | 장영
펴낸이 | 강효림

편집 | 곽도경
표지디자인 | 최치영
내지디자인 | 주영란

용지 | 한서지업㈜
인쇄 | 한영문화사

펴낸곳 | 도서출판 전나무숲 檜林
출판등록 | 1994년 7월 15일·제10-1008호
주소 | 10544 경기도 고양시 덕양구 으뜸로 130
  위프라임트윈타워 810호
전화 | 02-322-7128
팩스 | 02-325-0944
홈페이지 | www.firforest.co.kr
이메일 | forest@firforest.co.kr

ISBN | 979-11-93226-64-3 (04510)
ISBN | 979-11-93226-63-6 (세트)

※ 책값은 뒷표지에 있습니다.
※ 이 책에 실린 글과 사진의 무단 전재와 무단 복제를 금합니다.
※ 잘못된 책은 구입하신 서점에서 바꿔드립니다.